人工耳蜗与助听器科普百问

Popular Science Questions on Cochlear Prosthesis and Hearing Aid

主编　刘宏建　王广科

河南科学技术出版社
·郑州·

图书在版编目(CIP)数据

人工耳蜗与助听器科普百问 / 刘宏建，王广科主编. —郑州：河南科学技术出版社，2019. 7（2020. 5重印）

ISBN 978-7-5349-9584-2

Ⅰ.①人… Ⅱ.①刘… ②王… Ⅲ.①人工耳-耳蜗-问题解答 ②助听器-问题解答 Ⅳ.①R318.18-44 ②TH789-44

中国版本图书馆CIP数据核字（2019）第135989号

出版发行：河南科学技术出版社
地址：郑州市郑东新区祥盛街27号　邮编：450016
电话：（0371）65788613　65788628
网址：www.hnstp.cn
策划编辑：马艳茹　高　杨
责任编辑：慕慧鸽
责任校对：董静云
封面设计：张　伟
版式设计：孙　嵩
责任印制：朱　飞
印　　刷：郑州豫兴印刷有限公司
经　　销：全国新华书店
开　　本：850 mm × 1168 mm　1/32　印张：4.75　字数：109千字
版　　次：2019年7月第1版　2020年5月第3次印刷
定　　价：20.00元

编委人员名单

前言

在我从医20多年的过程中，经常会遇到患者咨询这些问题:

我的孩子出生后听力筛查没通过该怎么办?

我的孩子的听力不好该怎么办?

我的孩子听力差会对以后的生活和学习有什么影响?

佩戴助听器是不是会越戴越聋? 助听器是不是越贵越好?

我的孩子佩戴助听器后效果不好，什么情况下可以做人工耳蜗手术?

孩子在人工耳蜗植入手术后需要言语康复训练吗?

我和爱人的身体都是健康的，为什么我们会生出一个听力有障碍的孩子?

我的第一个孩子出生时发现有听力重度损失，我想再生一个健康的儿子，我该怎么办?

生活中我该如何对耳部进行保健?

……

我每天都要面对这些问题,我越来越希望写一本有关耳聋防治的科普书，以提高大家对耳聋知识的认识。

轻度的听力下降对人们的生活和工作影响不大，但是重度神经性聋是一种影响人们生活、工作甚至造成患者心理障碍的致残性疾病。一个患有严重神经性聋的婴儿，如果不尽早治疗，就有可能成为聋哑人，成为家庭和社会的沉重负担。人工耳蜗是一种电子装置，又称电子耳蜗，是目前治疗和康复极重度感音神经性聋的有效设备。人工耳蜗已经让全世界60多万的耳聋患者听到声音并开口说话。人工耳蜗手术是一个系统工程，患者需要终身使用这一电子助听工具，在这个过程中，需要医生、验配师、听力师、语言康复师、心理学家和患者家人的共同参与，以帮助患者更好地听清、听懂和表达，从而达到聋而不哑的目的。

随着人口老龄化社会的到来，老年性听力下降的患者不断增多。老年性听力下降会引起老年人的焦虑、孤独、心理障碍、平衡障碍及安全的问题，更容易让老年人患上阿尔茨海默病，将会大大影响老年人的生活质量。助听器是解决老年性聋有效的无创治疗方案，如何为老年人佩戴助听器，如何使用保养助听器是老年人关心的问题。

本书采用问答的形式，通俗易懂地介绍了人工耳蜗和助听器的科普知识，特别对人工耳蜗的基础知识、住院手术、术后开机调机、康复训练和日常保养等知识进行了归类总结，利于大家学习查阅。本书还介绍了导致耳聋发生的常见原因和耳聋的三级防控知识，以帮助医生和患者做到对耳聋的早期预防、早期发现、早期诊断、早期干预，从而减少出生缺陷，提高人口素质。

本书适合用作耳鼻咽喉科医生和学生、听力师、语言康复师、助听器验配师及人工耳蜗公司从业人员的培训教材，也适合听力障碍人士及其家人、老年人群和遗传咨询师等阅读。

本书的编写和出版，得到了河南科学技术出版社资深编审老师和同仁们的倾心帮助和大力支持，在此一并致谢。

在本书的编写过程中，我们查阅了澳科利耳人工耳蜗之家、奥地利听力植入人工耳蜗、人工耳蜗助听科普、爱耳在线、刘博士耳科在线资讯、 中国听力在线、耳朵树等微信公众号的一些文章，在此一并感谢。

由于时代的高速发展和科学的进步，我们希望专家和同行对本书的不足和疏漏给予批评指正，以帮助提高质量，更好地满足患者的需要。

刘宏建

2019年6月

目 录

第一篇
耳聋基础篇

1.人耳的构造和功能是什么？

人耳结构（图1–1）可分成三部分：外耳、中耳和内耳，与听觉和平衡功能有关。

外耳即耳郭和外耳道。耳郭对称地位于头两侧，能起到从自然环境中收集声音并导入外耳道的作用。外耳道的平均长度为2.5厘米，当声音经外耳道向鼓膜传送时，外耳道能使声音增强。

中耳由鼓膜、咽鼓管和听小骨组成。听小骨包括锤骨、砧骨和镫骨。中耳的基本功能是把声波传送到内耳。声音以

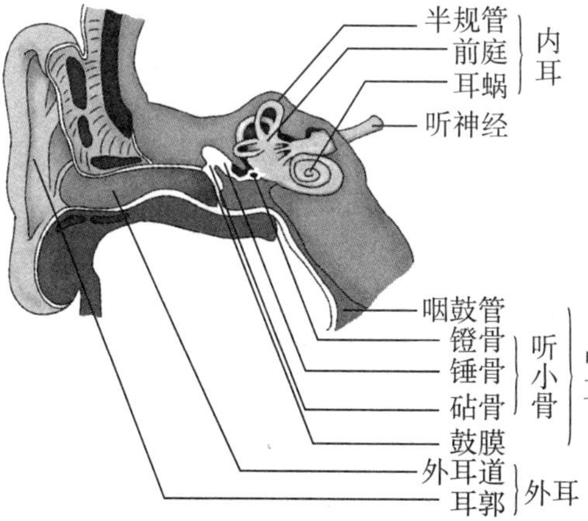

图1–1　人耳结构

声波方式经外耳道振动鼓膜，使声能通过中耳结构转换成机械能。

内耳位于颞骨岩部内，包括耳蜗、半规管、前庭三部分，内耳将中耳传来的机械能转换成神经电冲动，从而传送至大脑产生听觉。前庭和半规管可以感知各个方向的运动，起到调节身体平衡的作用。

当耳部结构受到损害时，会引起听觉和平衡障碍。

2.当人的听力下降时，需要做哪些听力学测试？

听力学测试包括主观听力测试和客观听力测试两大类。

主观听力测试包括行为观察测听（behavioural observation audiometry，BOA）、视觉强化测听（visual reinforcement audiometry，VRA）、游戏测听（play audiometry，PA）、纯音听阈测试及言语测听。

客观听力测试包括声导抗及声反射、耳声发射（otoacoustic emission，OAE）、听性脑干反应（auditory brainstem response，ABR）、40Hz 听觉相关电位及听觉稳态诱发反应（auditory steady-state response，ASSR）等。

3.听力损失分为哪几类？

听力损失是听觉功能障碍的表现，一般临床上把听力损失分为传导性听力损失、感音神经性听力损失、混合性听力损失和中枢性听力损失四类。

（1）传导性听力损失：病变在外耳或中耳，声波传入内耳的途径发生障碍，又称传导性聋。

（2）感音神经性听力损失：病变在耳蜗、听神经或听觉中枢，又称感音神经性聋。

（3）混合性听力损失：当任何导致传导性听力损失和感音神经性听力损失的因素同时存在时，均可引起混合性听力损失；它兼有传导性听力损失和感音神经性听力损失的特点，又称混合性聋。

（4）中枢性听力损失：大脑对声音和言语不能进行正确的处理、识别或理解，又称中枢性聋。

导致传导性听力损失的常见疾病有：耳部发育畸形、耵聍栓塞、外耳湿疹、外耳道息肉、耳外伤、听骨链病变、分泌性中耳炎、鼓膜穿孔、慢性化脓性中耳炎、耳肿瘤或胆脂瘤、鼓室硬化、外耳道异物等。

导致感音神经性听力损失的常见疾病有：噪声性聋、老年性聋、药物性聋、遗传性聋、突发性聋、梅尼埃病等。

4.听力损失如何分级？

评价听力损失的指标是平均听力损失。其中，平均听力为听力图中500赫兹、1 000赫兹、2 000赫兹、4 000赫兹四个频率上听阈的平均值。

世界卫生组织将听力损失分级如下：平均听力损失小于25分贝为正常；平均听力损失在26~40分贝为轻度听力损失；平均听力损失在41~60分贝为中度听力损失；平均听力损失在61~80分贝为重度听力损失；平均听力损失大于80分贝为极重度听力损失。

平均听力损失作为评价听力损失的一种指标，它的不足之处在于不能准确地描述患者听力困难的程度，尤其是听力图为陡降型听力图的患者。

5.耳聋对语言功能有哪些影响？

耳聋程度越重，语言障碍越明显。

平均听力损失在25分贝以下的患者，一般无语言障碍，可进行正常的语言交流。

平均听力损失为26~40分贝的患者，听取一般的说话声没有困难，但在有许多人开会的场合中会感到听话困难，不易听到较低的声音。如高频下降明显，此种情况更为突出。如果婴幼儿有此情况的听力损失，就会不同程度地影响其语言的发育及智力发展。

平均听力损失为41~55分贝的患者，对普通音量的说话声会感到听辨困难。如发生在婴幼儿期，可导致婴幼儿语言发育迟缓，影响婴幼儿的语言学习。

平均听力损失为56~70分贝的患者，对大的声音听辨困难。如发生在婴幼儿时期，可导致其语言发育明显迟缓，且发音异常。

平均听力损失为71~90分贝的患者，对较大的声音有声感，但不能分辨言语声，可导致语言障碍。

6.什么是感音性聋？

由于遗传、病毒感染、耳毒性药物应用及一些不明原因导致内耳毛细胞不同程度的受损或坏死，使得外界的声音不能转换成生物电信号，造成患者感觉不到声音的现象，医学上称为感音性聋。它是感音神经性聋的一种。

7.什么是人工耳蜗?

人工耳蜗（图1–2）是指用来替代人体受损的耳蜗感音器官的一种电子装置，是目前临床治疗双侧重度或极重度感音神经性聋的唯一方法。人工耳蜗主要用于帮助那些佩戴助听器效果不好或者无效的重度、极重度感音神经性聋患者来恢复听力。

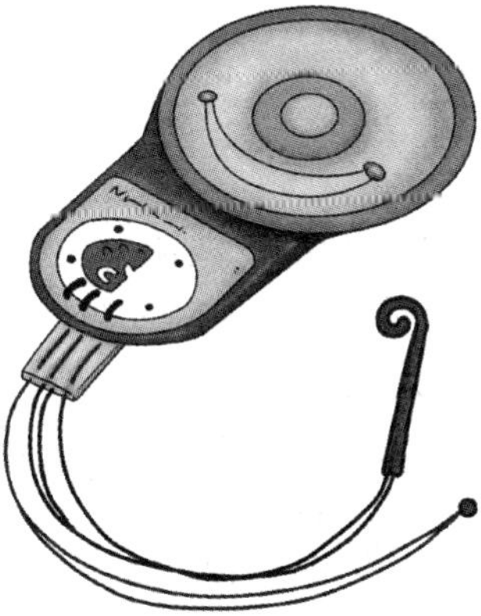

图1–2　人工耳蜗

8.人工耳蜗是如何帮助患者恢复听力的?

植入人工耳蜗且经过言语训练后，大部分语后聋（在学会语言之后发生的耳聋）及语前聋（在学会语言之前就发生的耳聋）早期植入者能够恢复语言交流能力，重度耳聋患者可重新回到有声世界。

人工耳蜗将外界声音转换成对人体安全的电脉冲信号，并将此电脉冲信号传到内耳中，刺激耳蜗中不同位置、不同频率的听神经，使得听神经纤维受到电脉冲信号的刺激后产生神经冲动，神经冲动通过听神经通路传到大脑，在大脑中形成听觉。电脉冲信号刺激的听神经纤维的位置与频率相关，如耳蜗底部的神经纤维接收高频声音（如鸟叫声），耳蜗顶部的神经纤维接收低频声音（如狮子的吼声）。

现代人工耳蜗能够接收70~10 000赫兹频率的声音，因此能够让患者产生良好的听觉识别，如对500~3 000赫兹的言语声、更低频的元音声、更高频的自然界声及宽频的乐器声等都能进行更好的识别。佩戴人工耳蜗后，患者能察觉出生活中各种强度的声音，甚至很多较微弱的声音，能听到很轻微的脚步声、音乐声、敲门声、车声、电铃声、猫叫声、哨声、开关声等。如果在早期植入人工耳蜗，大部分患者还能够像正常人一样听懂语言，以利于学习、交流和工作。

9.成人和儿童都适合安装人工耳蜗吗?

人工耳蜗手术适用于各个年龄段的重度及全聋患者，包括语前聋和语后聋患者，但前提条件是患者的听神经及听觉中枢的功能必须是完好的。研究表明，绝大多数耳聋患者的病变部位是在耳蜗。

语前聋患者（包括婴幼儿）的选择标准：双耳重度或极重度感音神经性聋的患者；最佳年龄为1~5岁，有残余听力但佩戴助听器后听觉能力无明显改善者；无手术禁忌证者；家人对人工耳蜗的效果有正确的认识和适当期望值的患者；有进行听力言语康复训练条件的患者。

语后聋患者（包括老年性聋）的选择标准：各年龄段的语后聋、双耳重度或极重度感音神经性聋的患者；佩戴助听器无效或效果很差，且开放语句认知测试得分≤30%的患者；无手术禁忌证者；有良好的心理素质，对人工耳蜗的疗效有正确的认识和适当期望值的患者；有家人支持的患者。

10.人工耳蜗和助听器可以同时佩戴吗?

人工耳蜗和助听器可以同时佩戴。

由于助听器的功能是把声音放大，而人工耳蜗传递的是一种电信号，因此很多植入者担心会被这两种不同的声音干扰，导致自己听不清楚。事实证明，一侧戴助听器、一侧戴人工耳蜗有利于植入者定位声源。对于年龄较小的植入者来说，同时佩戴助听器和人工耳蜗时，对声音的理解是完全没有问题的；因为年龄较小，所以大脑完全能够整合两种声音。对于之前一直用助听器的人工耳蜗植入者来说，通过较长时间的康复训练后，也能够将这两种声音整合。

11. 人工耳蜗与助听器有什么不同？

助听器（图1–3）是一种声音放大器，它通过将外界的声音放大，利用听障者的残余听力，使其能够听到声音，进而补偿听障者的听力损失，改善听力。它适合用来对中、重度听力损失的患者进行听力补偿。如果听障者的内耳毛细胞损失严重，助听器将无法达到良好的听力补偿效果。

人工耳蜗是一种特殊的声电转换电子装置，它是利用植入内耳的电极序列，用电流直接刺激听神经的螺旋神经节，使植入者重获听觉。

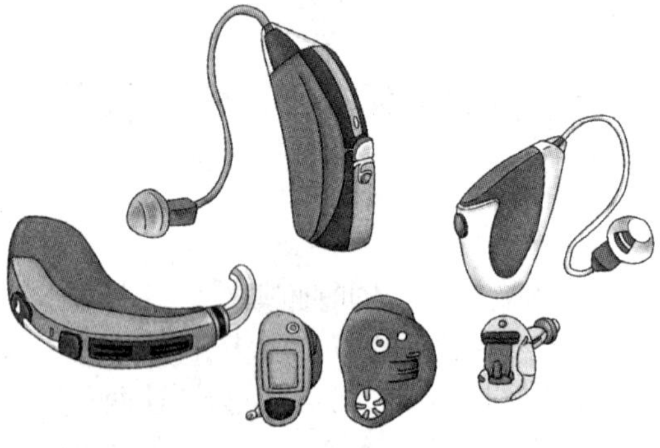

图1–3　多种助听器

12. 人工耳蜗由哪些部分组成？

人工耳蜗由植入装置、体外装置组成（图1–4）。

植入装置包括接收线圈、刺激器和电极阵列。植入装置通过手术放置于耳后的颞骨表面，参考电极放在骨膜下，工作电极插入耳蜗内，电脉冲信号通过电极阵列刺激听神经，从而使患者产生听觉。

体外装置包括言语处理器、麦克风、发射线圈和连接导线。

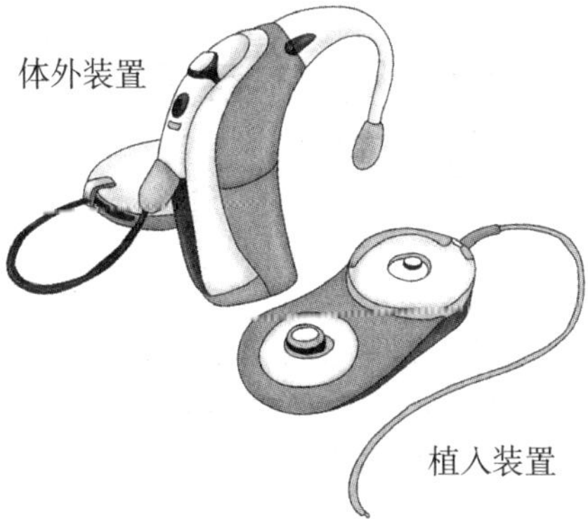

图1–4　人工耳蜗的构成

13. 人工耳蜗植入的总体费用有哪些？

人工耳蜗植入的总体费用分为三部分：一是人工耳蜗本身的费用；二是手术费用；三是手术后的费用，如电池耗材、定期调试、后期产品升级、听觉和言语康复训练等产生的费用。

14. 人工耳蜗的植入工作需要哪些专业人员参与?

人工耳蜗的植入工作是一个系统工程，为了使人工耳蜗发挥最大的功能，需要多种专业人员、患者本人及其家人的共同配合。所需要的专业人员包括：耳科医生、听力师、心理学家、社会工作者、聋儿教师或言语康复治疗师等。

15. 儿童植入人工耳蜗后，可望获得什么样的效果?

人工耳蜗对绝大部分植入者的听力改善均有效果，其听力评估可进入“言语香蕉图”（指正常人的语言频率分布和强度分布的范围，因据此范围描画出的曲线形似香蕉而得名，常应用于听力诊断和筛查、助听器效果的评估、人工耳蜗植入效果评估和聋耳康复等领域），但由于影响人工耳蜗康复效果的因素有很多，个体间的差异也可能很大，所以每位植入者的效果也各有不同。比较肯定的是，人工耳蜗可提高植入者对环境声及言语声的感知能力，可提高植入者的唇读（看口型）能力，可部分或完全缓解耳鸣患者的耳鸣症状，有助于言语康复，提升植入者的日常交流能力。

对于大多数双侧人工耳蜗植入的儿童来说，其语言能力和智力水平都与健听儿童相当，学习能力和社交能力也与健听儿童相近；单侧人工耳蜗植入的儿童在安静环境下的言语交流能力也与健听儿童相当。因此，需要做人工耳蜗植入手术的听障儿童应遵从“早植入、早康复”的宗旨，一般全身发育良好的儿童可在1岁时尽早植入。

16. 人工耳蜗植入后，患者获得最佳听觉效果需要多长时间？

不同个体植入人工耳蜗后的效果有较大差异，但是大部分植入者从开机时就有效果，一般3个月左右达到稳定。通常来说，植入年龄越小的患者进步速度越快。在此之后，植入者的听觉表现还会继续改善，大多数植入者在植入2年后能够达到最佳听觉水平。采用微创植入法的患者，其开机的听觉效果较采用传统植入法（鼓岬开窗植入术）患者的听觉效果更佳，达到最佳听觉效果所需的时间也更短，这与人工耳蜗微创植入法对耳蜗内部精细结构的损伤更微小、残余听力保存更好等直接相关。

17. 内耳发育畸形的患者能植入人工耳蜗吗？

许多内耳发育畸形，尤其是耳蜗发育畸形的患者，也是能够进行人工耳蜗植入手术的，并能获得较好的效果。如大前庭导水管扩大综合征、Mondini内耳畸形等。Mondini内耳畸形包括耳蜗扁平、耳蜗发育不良，特别是第二圈和顶圈发育不良，两者合并为一个腔，有时可能会合并前庭扩大、巨大的前庭导水管及半规管畸形、内耳道扩大等症状。Mondini内耳畸形在具体病例中表现为以上其中一种或几种畸形。Mondini内耳畸形的患者进行人工耳蜗植入手术相对复杂，因为此类植入者的耳蜗的蜗轴部分缺失，确定植入的位置很关键；由于紧邻前庭窗下缘开骨窗可将电极一次插入成功，所以这些植入者最好植入直电极。

但是内耳严重发育不良者要慎重，如前庭与耳蜗融合成一个球形腔的共同腔畸形患者；耳蜗虽然与前庭分开，但耳蜗呈囊状的囊性耳蜗患者等。这类患者虽然可以植入电极，但是电极刺激可利用的听觉神经相对较少，因此会影响植入者的听力效果。蜗神经孔狭窄和内听道狭窄虽然不影响人工耳蜗植入，但是肯定会影响植入者手术后的听力效果。

18. 患者植入人工耳蜗后的听觉是否和健听者的听觉一样？

患者植入人工耳蜗后的听觉和健听者的听觉不一样。

人工耳蜗是通过电刺激来帮助植入者听到声音的，所以它发出的声音和健听者耳朵听到的声音会有些差异，差异的大小因人而异。有的植入者觉得听别人说话像是对方在电话里或是在水里面说话的声音，有的觉得像听动画片里说话的声音。

19. 在什么年龄段植入人工耳蜗最好？

从生理角度来看，越早植入人工耳蜗越好。已知听觉中枢在人3岁左右时成熟，特别是在6个月到2岁左右的第二个婴儿时期，左侧颞叶的神经突触暴发式增加。听觉中枢如果长期不能接受声音信号的刺激，就会出现萎缩，即使患者以后再做努力，其听觉效果也会受到影响。而人的耳蜗在出生后就已经基本定型。因此，一旦诊断明确，患者就应尽早接受人工耳蜗植入手术。

关于患者进行人工耳蜗植入手术的最佳时间，现有大量的文献指出，越早进行人工耳蜗植入手术，患者的听觉语言功能越好。2岁以前植入的患者与2岁以后植入的患者相比，不仅听觉语言测试的结果好，而且能更早地达到最佳的听觉功能。如果错过了这段时间，造成的损失将无法挽回。所以，要想人工耳蜗植入手术达到最理想的效果，应该在患者2岁以前，最好是1岁时植入。即使是4岁以前植入人工耳蜗的患者，也会存在听觉中枢不可逆的情况，效果肯定不如早期植入的患者。

语后聋成人患者只要符合人工耳蜗植入手术的条件，都可以进行此项手术。

20. 人工耳蜗早期植入的优势是什么？

如果大脑长期听不到声音，大脑中的听觉中枢就有可能被其他中枢（如视觉中枢等）占据。因此，人工耳蜗早期植入能够提供更好的听觉输入并建立更加完善的听觉中枢。研究表明，在2岁之前进行人工耳蜗植入手术的患者，要比在2岁之后手术的患者具有更好的语言感知能力和康复效果。

21.人工耳蜗植入手术能治好耳鸣吗?

据统计，部分患者在植入人工耳蜗后，植入侧的耳鸣会减弱，即使关掉言语处理器，耳鸣也仍然会减弱；部分患者则感觉耳鸣没有变化，只有极少数患者曾报告耳鸣有所加重。

22.人工耳蜗植入者学习口语需要借助唇读吗?

唇读是指通过观察说话者的口型变化，“读出”或“部分读出”其所说的内容。

人工耳蜗能够将听力损失患者的听力补偿到健听者的言语频率范围内。如果植入者在7岁之前有聆听经验且佩戴过助听器，那么聆听就是学习口语的最佳方式。如果植入者在7岁以后才开始通过人工耳蜗聆听，那么他就错过了口语发展的关键期，可能需要用其他手段来帮助其学习口语，如唇读。另外一种情形就是语后聋植入者，尽管植入者已经习得了言语，但因很长时间没有听到声音，其言语分辨能力很差，开机后的早期阶段可能需要借助唇读来交流和学习。

23.导致患者再次植入人工耳蜗的原因有哪些?

导致患者再次植入人工耳蜗的原因包括：

（1）第一次手术未能将植入体完全植入，或植入在错误的部位。

（2）手术后电极脱出（植入人工耳蜗后，患者过早剧烈运动）。

（3）手术后出现耳蜗骨化，电阻逐渐增加。

（4）植入体出现故障。

（5）耳蜗产品更新换代。

（6）手术后伤口不愈合或感染。

（7）因耳蜗畸形造成脑脊液耳漏，诱发脑膜炎等。

24.再次植入人工耳蜗需要做哪些术前检查?

再次植入人工耳蜗需要做的术前检查包括：

（1）乳突X线检查，以确定电极的位置，确定电极是否在耳蜗内及其在耳蜗内的数目。

（2）常规的颞骨CT（computerized tomography，计算机层析成像）检查，以预判手术难度及了解乳突鼓室有无炎性病变、有无骨化。如果有脑脊液耳漏时，需要判定耳漏的位置。

（3）必要时做脑部核磁共振检查，以了解脑部情况。

（4）常规全麻手术前的血、尿、心、肺、肝、肾检查。

25.脑膜炎患者植入人工耳蜗的最佳时期是什么时候?

脑膜炎导致的迷路炎会在耳蜗内形成纤维组织及骨化结

构。动物实验表明：纤维组织在感染后的第2周开始形成，到第6周基本稳定；新骨形成大概也开始于感染后的第2~3周，到第6周时坚固。从电极植入的角度来说，应该越早植入越好，但在感染早期手术会有扩散的可能，因此宜在感染后的第6周进行人工耳蜗植入手术。

26. 慢性中耳炎患者能够做人工耳蜗植入手术吗？

（1）慢性分泌性中耳炎和胶耳患者可以做人工耳蜗植入手术。

（2）患者有鼓膜穿孔时，应先修补鼓膜，3~6个月后再行人工耳蜗植入手术。

（3）慢性中耳炎且炎症未完全控制的患者，可选择分期手术。第一期根治病灶，第二期（3~6个月后）再行人工耳蜗植入手术。

27. 如果老年人耳聋很严重，佩戴助听器的效果也不好，能做人工耳蜗植入手术吗？

如果老年人佩戴的助听器效果不好了，首先要看看助听器本身的质量、功率有没有问题，其次要在老年人佩戴助听器的时候，评估一下其助听听阈和言语识别能力。如果老年人听力达到重度或极重度感音神经性聋（重度感音神经性聋：听力损失为61~80分贝，在耳边大声呼喊才能听到；极重度感音神经性聋：听力损失在80分贝以上，在耳边大声呼喊也听不到），并且助听器的质量和功率也都没有问题，但助听听力还是达不到理想的效果，就说明老人的耳聋确实很严重了，这时就需要考虑植入人工耳蜗来提高老年人的听力水平。当然，如果老人之前没有佩戴过助听器，现在达到极重度耳聋了，在估计佩戴助听器获益有限后，也可以考虑做人工耳蜗植入手术。

28. 人工耳蜗植入手术的流程有哪些？

人工耳蜗植入手术的流程分为以下四个步骤：

第一步，术前评估：包括病史收集、耳部专科检查、听力学评估、影像学评估，精神智力评估、言语和语言交流能力的评估，以确定患者是否有人工耳蜗植入手术的适应证。

第二步，人工耳蜗植入手术：完成植入。

第三步，术后开机调试：术后第4周，患者需要返回医院，由听力医师进行开机调试。通常情况下，人工耳蜗手术后的第1年里，可能需要每几个月调试1次；之后每年至少需要做一次复查。

第四步，听力和语言康复。语言康复的过程因个体差异而不尽相同。对于很多人工耳蜗植入者来说，语言康复训练是成功康复听力的关键。

29.人工耳蜗的使用寿命是多久?

人工耳蜗属于终身使用的电子产品，手术植入部分的设计寿命一般为70年，如果植入部分没有损伤，一般都可以长期使用。体外部分与其他常用电子设备相当，设计寿命一般为8~10年，如果保养得当，也可以长期使用，厂家也会对人工耳蜗提供长期的检测和维修服务。

30.人工耳蜗的价格是多少?调试费用一般又是多少?

由于患者术后需要终身使用人工耳蜗，因此对人工耳蜗的安全性、稳定性和可靠性要求非常高，加上人工耳蜗的服务周期也很长，所以人工耳蜗的价格相对比较高。

进口人工耳蜗的面市时间已超过30年，其技术、性能和安全性都非常高，价格一般都在十几万元到二十几万元不等，但一般20万元以上的人工耳蜗的性能就非常好。国产人工耳蜗的面市时间比较短，安全性、稳定性和长效性效果等还需要临床进一步验证，各方面技术指标与进口的人工耳蜗还是存在较大的差距，市场价格在6万~10万元。

人工耳蜗术后需要调试，适应期间，一般需要调试2~3次，以后每年复查调试1~2次，医院调试的收费标准为每次100~200元。

31. 为什么患者在人工耳蜗植入手术前要佩戴助听器？

若患者因各种原因不能尽早手术，可以暂时佩戴助听器，以刺激听觉和语言中枢的发育。如果患者佩戴助听器无效或效果很差，且经过3~6个月的听力康复训练后，听觉语言能力仍无明显改善的，可以考虑做人工耳蜗植入手术；如果双耳佩戴助听器效果良好，可不考虑做人工耳蜗植入手术。另外，也可以选择给佩戴助听器效果差的耳做人工耳蜗植入手术，佩戴助听器效果好的耳继续佩戴助听器。

32. 语前聋的大龄听障孩子该不该植入人工耳蜗？

对11~17岁的语前听障青少年进行人工耳蜗植入术后效果评估发现，部分患者的语言能力有所改善，且听力、日常生活能力、生理功能及社会功能均有明显提高，且随着康复时间的延长，其语言理解能力还可以逐渐提高。这说明，即便错过最佳植入年龄，人工耳蜗对部分语前听障青少年仍能起到较好的效果。因此，在经济条件允许的情况下，仍然鼓励语前听障的大龄孩子植入人工耳蜗。

此外，国外很多研究认为，如果患者在人工耳蜗植入以前有3个月以上的助听器佩戴史，对残余听力和语言中枢神经保持持续刺激，那么其在人工耳蜗植入术后恢复的效果会更明显。家长也需要建立合理、恰当的期望值，不要过高希望孩子在植入人工耳蜗后就能达到健听人群的听力效果，也不要认为植入了也没有效果。

33. 植入人工耳蜗的风险有哪些？

植入人工耳蜗的风险包括以下几个方面：

（1）手术风险：全身麻醉风险，面神经受损风险，术后发生中耳炎甚至形成胆脂瘤的风险，对植入体硅胶过敏的风险，可能引起脑膜炎、脑脊液泄漏、外淋巴液泄漏、皮肤伤口感染的风险，因术后感染而导致暂时或永久移除人工耳蜗的风险，可能引起头晕、耳鸣、味觉紊乱、耳朵麻木、修复性肉芽肿的风险，可能植入失败，可能会失去残余听力。

（2）因为植入体会与电子环境相互作用，植入者可能会听到不同的声音，或可能会听到植入体与磁场相互作用的奇怪声音等。

（3）可能无法进行一些体检和治疗，包括磁共振成像（magnetic resonance imaging，MRI）、神经刺激疗法、电外科、电惊厥疗法、离子辐射疗法，因为这些可能会损坏植入体。

（4）可能会改变患者的生活方式，因为运动、车祸、滑倒、坠落或耳朵附近受到其他撞击，可能会损坏植入体。此外，必须小心静电的刺激干扰，也要注意外机的防水保护等。

34. 双侧植入后，是不是就没有机会享受未来更先进的技术了？

通常情况下，家长考虑的是先给孩子做一侧的植入，将来有条件了，再在另一侧做更先进技术的人工耳蜗植入。这在家长群体中形成了广泛共识。但从另外一个角度来说，双侧人工耳蜗植入的听力效果要好于单侧植入。儿童学语期是非常重要的，错过了这段时间，即使未来能植入技术更先进的耳蜗，也无法达到早期植入的效果。另外，一些家庭非常期待无植入类技术的发展，比如基因治疗、听觉细胞再生等技术，但这些技术的发展至少需要数十年的时间，到那时候是否还能挽救已经数十年没有声信号刺激的耳蜗，还是未知数。

35.影响患者人工耳蜗手术效果的因素有哪些？

影响患者人工耳蜗手术效果的因素包括：

（1）耳聋病因（脑膜炎可能损伤听神经或听皮层，以及引起耳蜗骨化，植入人工耳蜗后的效果会受影响），耳聋起始时间（耳聋时间越长，手术效果越差），植入人工耳蜗时的年龄（年龄较大者植入人工耳蜗后的效果总体相对较差），耳聋程度（术前没有残余听力者较有残余听力者的手术效果可能稍差，没有残余听力者中会有一部分人在手术后没有听觉反应，也就是没有效果或效果极差）。

（2）耳蜗是否畸形（严重的耳蜗畸形会影响手术效果），听神经残存数量（残余螺旋神经节数量达不到一定的数目的，会影响手术效果）。

（3）术前语言能力和聆听经验（语前聋者常常较语后聋者的手术效果差，语前聋者中，6岁以前植入者较6岁以后植入者的效果好）。

（4）文化程度与智力水平，患者对重获听觉的渴望程度和期望值等。

36. 人工耳蜗的品牌和型号主要有哪些？

目前国内在售的人工耳蜗的品牌主要有进口的和国产的。

进口人工耳蜗的品牌主要包括奥地利MED-EL人工耳蜗，澳大利亚科利耳（Cochlear）人工耳蜗和美国领先仿生（AB）人工耳蜗。国产人工耳蜗的品牌主要包括诺尔康人工耳蜗和力声特人工耳蜗。

澳大利亚科利耳人工耳蜗的植入体型号有CI24RE（CA/ST）FREEDOM、CI422和CI522精细直电极、CI512和CI532弯电极等植入体，言语处理器型号有FREEDOM、N5（CP802和CP810）、N6（CP900）、N7和KANSO。

奥地利MED-EL人工耳蜗的植入体型号有SONATA、CONCERTO和SYNCHRONY，言语处理器型号有OPUS 2 XS、SONNET、RONDO、RONDO2。

美国AB人工耳蜗的植入体型号有HiFocus 1j、HiFocus Helix、HiRes 90K Advantage HiFocus Mid-scala（MS）电极等，言语处理器型号有Harmony（和美）、Neptune（海豚）、美人鱼Q30/Q90等。

37. 不同品牌制造商生产的电极的长度和弯曲度有什么差别？

弯电极是指非自然状态的预弯电极，这样的设计使得电极更靠近蜗轴，能够达到省电的目的。直电极是指没有弯曲度的电极。各个制造商生产的电极长度和弯曲度有所不同（表1-1），以适应不同病情的需求。

表1-1　不同制造商生产的电极

制造商	电极型号	电极类型	有效长度/mm	覆盖角度/（°）
AB	HiFocus 1J	弯	17	325
AB	HiFocus Helix	弯	15.7	352
Cochlear	CI512	弯	19	386
Cochlear	CI422	细、直	20	444
Cochlear	Contour Advance	弯	19	362
MED-EL	Standard	直	31.5	557
MED-EL	$FLEX^{SOFT}$	直	31.5	631
MED-EL	$FLEX^{28}$	直	28	552
MED-EL	$FLEX^{24}$	直	24	477
诺尔康	Nurotron	直	22	400

38.怎样根据患者的病情选择合适的电极?

现在的多通道人工耳蜗平均有16~24个电极，不同品牌人工耳蜗的电极的长度不同，每个电极之间的间距也各不相同，电极的弯曲度也有所不同，所以需要根据患者耳蜗的发育情况、大小、有无蜗轴等情况选择合适的电极（表1-2）。

表1-2　适合不同患者的电极

电极类型	极重度/重度感音神经性聋患者	中度到重度高频听力损失患者（有残余听力）	耳蜗畸形患者	
			有蜗轴	无蜗轴
弯电极	√		√	
精细直电极		√		
标准直电极				√

39. 小儿行为测听方法有哪些?

小儿行为测听方法包括行为观察测听、视觉强化测听和游戏测听。

根据孩子的年龄、智力及配合程度选择不同的测试方法：对于小于6个月的婴儿，可以选择行为观察测听；对于7个月到2.5岁的幼儿，可以选择视觉强化测听；对于2.5~5岁的幼儿，可以选择游戏测听测试。

小儿行为测听的检查结果，既能反映外周听力的状况，又能表现听觉中枢的能力，对于助听器配戴效果的预测具有重要意义。

40. 为什么人工耳蜗植入前要做耳声发射检查?

耳声发射（OAE）是一种产生于耳蜗，经听骨链及鼓膜传导释放入外耳道的音频能量，即指从外耳道记录的来自耳蜗内的弹性波能量。人们普遍认为这些音频振动能量来自于外毛细胞的主动运动。耳声发射反映出耳蜗不仅能被动地感受声音信号，而且还具有主动产生音频能量的功能。

耳声发射的检测原理是耳蜗的外毛细胞存在主动运动和自发性放电，如果外毛细胞完整且功能正常，从外毛细胞、经正常的中耳和外耳道口就可以记录到音频能量，振动的频率多在125~8 000赫兹，属声频范围（人能感知的频率范围为20~20 000赫兹）。

OAE未引出提示耳蜗病变或者中耳功能异常，如果患者同时有重度或极重度耳聋，就可以考虑行人工耳蜗植入手术。OAE正常引出提示耳蜗功能正常，即使患者听力极差，也不建议行人工耳蜗植入手术，因为极有可能植入后无效果。因此，人工耳蜗植入术前做耳声发射检查意义重大。

41. 解读听性脑干反应结果时应注意的问题有哪些？

听性脑干反应（ABR）是给予声刺激后，在头皮上记录到的听神经及脑干听觉通路上神经纤维对听觉刺激产生的生物电活动，是客观听力评估方法之一。ABR检查的刺激声种类有短声、短音、短纯音，有气导ABR和骨导ABR之分。

听力正常的人在接受短声刺激后，可从颅骨皮肤描记出7个正相波，依次用罗马数字来表示，即波Ⅰ、Ⅱ、Ⅲ、Ⅳ、Ⅴ、Ⅵ及Ⅶ。计算各波之间相差的时间及能引出波形的最小声音，可以客观地评价听力的状况和脑干病变。ABR检查结果的Ⅰ波来源于听神经，Ⅱ波来源于耳蜗核，Ⅲ波来源于上橄榄核，Ⅳ波来源于外侧丘系，Ⅴ波来源于下丘，Ⅵ波和Ⅶ波分别来源于内膝体和听放线。其中，Ⅰ、Ⅲ、Ⅴ波较为稳定，Ⅱ、Ⅵ、Ⅶ波较小，Ⅳ波变异较大，因此临床上主要分析Ⅰ、Ⅲ、Ⅴ波。听力正常者ABR Ⅴ波反应阈在0~20dB nHL（dB是分贝，nHL是normalised hearing level，表示正常听力级。该单位为ABR测试时常用的声音强度单位，用于计量一个人的听力相对正常人的听力值的单位）。通过ABR阈值、波潜伏期、波间期可鉴别中耳疾病、内耳疾病、蜗后疾病。

ABR检查结果可用来诊断外周听觉系统和听觉脑干通路的完整性。ABR仅仅反映外周的听敏度和脑干听觉通路的神经传导功能，仅反映脑干水平的听觉功能状态，不能反映皮层水平的处理过程。短声ABR所测得的反应阈是电生理阈值而非听阈，短声诱发的ABR的Ⅴ波阈值，不能反映低频听力，对中高频（2 000~4 000赫兹）也仅为参考，阈值与2 000~4 000赫兹的纯音听阈相关性较好，成人的电生理阈值通常比实际听阈高出5~10分贝。骨导ABR对判断是否为传导性听力损失，以及了解先天性外中耳畸形患儿的耳蜗功能具有较高价值。ABR最大输出无反应，并不表示没有残余听力。因此，ABR检查仅是听力学检查的一种手段，不能在没有其他听力学结果的情况下做出单独的临床解释，尤其是要结合纯音听阈测定、声导抗测听、言语测听，对ABR结果做出准确切合实际的解释。

42. 解读听觉稳态诱发反应结果时应注意什么问题？

听觉稳态诱发反应（ASSR）是指采用连续稳定的声音

刺激信号诱发的稳态脑电反应，稳态诱发电位频率成分稳定；稳态反应是相对于ABR检查采用瞬态刺激声而言的。ASSR反应阈高于纯音听阈值，相差10~20分贝，听力损失越重，差值越小，用ASSR估计纯音听阈的准确性越高。成人或年龄大于1岁的儿童比小于1岁的儿童的相关性好。将ASSR的反应阈值用于婴幼儿临床听力损失评估时，需持慎重态度，尤其当听力损失为轻度或中度时，ASSR的反应阈值与实际的主观听阈可能存在较大差异，故临床上不提倡单独使用ASSR的结果直接为婴儿验配助听器。

43. 声导抗测试的内容有哪些？

声导抗测试的内容包括鼓室图、咽鼓管功能测试与镫骨肌反射。声导抗测试所应用的常规探测音频率为226赫兹和1 000赫兹。

声导抗测试是客观听力检查的方法之一。当声波进入外耳道，接触鼓膜的瞬间，一部分声能顺利传入中耳，一部分被阻隔在鼓膜外。中耳接收或拒绝声能的多少，主要由中耳、鼓膜、听骨链活动度、中耳韧带、中耳肌张力决定。声导抗测试通过耳塞记录中耳接收和拒绝声能的多少，从而推知中耳结构及传音功能的好坏。如果在声音的传导通路上有病变，如中耳腔积液、听骨链病变或有新生物妨碍了声音的有效传导，就会导致传导性聋。

声导抗测试可用来对中耳炎症、咽鼓管功能及镫骨肌反射进行了解与诊断，一般用于鉴别传导性听力损失和混合性听力损失，用于评估中耳传音系统、内耳功能、听神经及脑干听觉通路功能。7个月以下的婴儿对低频（226赫兹）探测音的敏感性差，即使其中耳功能异常也会呈现正常的鼓室图，故对7个月以下的婴儿应采用1 000赫兹高频探测音进行测试，建议有条件者联合使用226赫兹和1 000赫兹探测音。

44.用于确定婴幼儿听力损失的听力学组合测试有哪些？

用于确定婴幼儿听力损失的听力学组合测试包括主观听力测试（行为测听）和客观听力测试（生理学测试）两大类，以评估听觉通路的完整性，评价整个言语频率范围的听敏度，确定听力损失的类型。

目前婴幼儿行为测听包括行为观察测听（BOA）、视觉强化测听（VRA）、游戏测听（PA）、纯音听阈测试及言语测听；生理学测试包括声导抗及声反射、诱发性耳声发射（OAE）、听性脑干反应（ABR）及听觉稳态诱发反应（ASSR）等。

45.什么叫堵耳效应？

当外耳道被塞入耳机或耳塞后，在外耳道内形成一密闭的含气空腔，外界声音会引起颅骨振动，通过骨传导引起听觉。外耳道骨质的振动引起外耳道内气体运动，但是外耳道口因被堵塞不能将运动气体的能量释放，这部分气体振动的能量经中耳传入内耳引起骨导阈值低，这种现象称为堵耳效应，多出现在1 000赫兹以下的低频频率。在250赫兹处堵耳效应最大，可放大20分贝；在500赫兹处可放大15分贝；

1 000赫兹处仅放大10分贝。这种现象在做骨导掩蔽或助听器选配时特别值得重视。

46.感音神经性听力损失主要有哪些症状?

感音神经性听力损失的主要症状如下：

（1）高频听力损失：患者难以听清高频辅音，如sh、s、f、k等。

（2）语言理解力差：患者往往觉得别人说话含糊不清。

（3）重振现象：由于耳蜗损伤引起感音神经性聋的患者有重振现象，他们可能听不见中等强度的声音，但如果声音强度再增加一点，他们又觉得难以忍受。听神经受损所致的感音神经性聋患者不会有重振现象。

（4）耳鸣：感音神经性聋患者常有耳鸣，且多先于耳聋出现。耳鸣为高频声，常为单侧，有时虽然双侧都有，但只能注意到较重一侧的耳鸣。用助听器可减轻或消除耳鸣，但中枢性耳鸣和客观性耳鸣患者用助听器效果不明显。

（5）眩晕：任何可引起单侧前庭功能降低的病变都可引起眩晕。眩晕发作时，患者常感觉周围的景物都在转。

47.什么是药物性聋?

药物性聋是指因某些药物或化学制剂引起的人耳感音神经系统损害所导致的耳聋。早在20世纪50年代，就有人发现水杨酸盐（阿司匹林）、奎宁等对听力有影响。自从抗生素大量应用于临床以来，氨基糖苷类抗生素的耳毒性被引起重视。其中，链霉素、庆大霉素和卡那霉素的耳毒性较为突出。另外，新霉素、紫霉素、万古霉素、多黏菌素等也都具有不同程度的耳毒性。所以，应尽量避免使用耳毒性药物，了解耳毒性药物的种类、掌握用药剂量和时间、注意观察听力情况等，可以防止耳毒性药物对听力产生损害。

48. 什么是噪声性聋？

噪声性聋是指由于长期处在噪声环境中所发生的一种进行缓慢的感音性聋。噪声性聋进展缓慢，在耳聋的初期，很少有人能意识到耳聋；多是当耳聋发展到晚期，直到听他人说话感到困难时，才发现自己耳朵聋了。

49. 为什么多数感音神经性聋患者和老年人听得到声音，却听不清、听不懂？

多数感音神经性聋患者和老年人听得到声音，却听不清、听不懂的原因在于，其内耳和听神经、听觉中枢存在不同程度的损伤。

一般来说，听觉包括三个阶段：听到（察觉）、听清（辨别）、听懂（理解）。听得清就一定是听到了，但听得到却不一定听得清。

内耳具有简单的声音信号分辨能力。内耳受损后，听觉分辨能力就会有所下降。不太严重的内耳损伤，还不至于使患者完全丧失听觉分辨能力。

听觉中枢则具备更复杂、更强大的声音信号分析能力。听觉中枢受损，听觉识别能力会明显下降。

当人进入嘈杂的环境中时，由于声音信号本身混杂不清，正常听力的人听起来都比较困难，听觉功能下降的患者更无法听清。信号声过小也会产生类似的情况。比如，当电视机的声音太小时，正常听力的人也听不清。

由于大多数感音神经性聋患者的内耳和听觉中枢都有不同程度的损伤，且听力损失越重，辨别能力越差，因此，多数感音神经性聋患者都会抱怨听得见却听不清。此外，由于老年人的中枢神经退化，大脑对信息的处理能力减弱，和同样听力损失程度的年轻人相比，老年人的识别能力更差，听不清、听不懂的现象就更常见。

50. 老年性聋会不会引起阿尔茨海默病？

研究表明，老年性聋导致的听觉功能减弱，可能会加重脑萎缩，更容易引起阿尔茨海默病的发生和发展。

许多老年人听力下降后，不肯向家人倾诉苦衷，不愿意佩戴助听器，怕自己听不清楚给别人带来不便，怕影响子女的工作与生活，因而更加自闭，不愿与别人交流。因担心听不清别人说话，老年人的心理压力有所增加，继而出现猜忌、心情郁闷等现象。有的人的性格也会变得孤僻、古怪，这样就容易诱发阿尔茨海默病。

从老年人自身来说，勤学习、勤用脑是预防阿尔茨海默病的好方法。多关心时事，多与他人交流，多参加各类社会活动，都能有效地防止阿尔茨海默病的发生。因此，当老年人出现听力损失后，要尽早干预，借助现代技术发展的成果，尽早通过助听器、人工耳蜗等多种手段进行听觉康复，从而让老年人享有健康幸福的晚年。

51. 如何及时发现自己有听力损失的问题？

下面是自我听力测试题，可以帮助您发现听力损失问题。如果您有下述6个以上的症状，建议您到专业听力机构检查。

（1）是不是经常听不清别人说话，或者感到听电话或手机有困难，经常需要别人重复其所说的话？

（2）是不是对听鸟叫声、钟表嘀嗒声和门铃声感到困难？

（3）是不是在背景环境有噪声的场所，特别是在餐厅或人多的酒吧等环境中感到听力困难？

（4）是不是总是有人抱怨您把电视机或收音机的声音开得太大，或者有人说您的讲话声音很大？

（5）是不是有家人或朋友告诉您可能听错了部分谈话内容？

（6）是不是在别人轻声说话时需要全神贯注地听？

（7）是不是对较快的演讲、意外会话有理解困难？

（8）是不是对声音定位有问题？

52.哪些迹象提示您的孩子可能有听力发育落后的问题？

孩子在不同时期出现以下迹象的，可能提示孩子有听力发育落后的问题。

（1）1~3月龄：对于突然而来的巨响没有反应。

（2）4~6月龄：不会寻找声源。

（3）7~9月龄：不会望向讲话中被提及的人或物。

（4）10~12月龄：不懂跟从一个动作的指示，例如："把球拿给我"。

（5）13~15月龄：不能说出一个单字，例如："爸""妈""灯""车"。

（6）16~18月龄：对您在隔壁房间的呼喊声无动于衷。

（7）19~24月龄：不能运用2个字的短句。

（8）25~30月龄：能说出的字少于100个。

（9）31~36月龄：不能运用4~5个字的句子。

（10）学龄前期或学龄期孩子：与孩子交谈时，孩子经常会问"什么"或者表现出没有听清的状态，眼睛习惯紧盯着对方的嘴；无反应或反应迟钝，不能准确地把头或身子转向呼喊人的方向，而是转向相反的或者其他的什么方向；发音不准确，讲话不清楚，喜欢将电视机的声音开得很大。

第二篇 人工耳蜗手术篇

53. 人工耳蜗手术的禁忌证是什么?

人工耳蜗手术的禁忌证分为绝对禁忌证和相对禁忌证。

（1）绝对禁忌证：内耳严重畸形，如Michel畸形（米歇尔畸形，为内耳未发育畸形病）、无耳蜗畸形等；听神经缺如；中耳乳突有急性化脓性炎症。

（2）相对禁忌证：全身一般情况差，不能控制的癫痫，严重智力障碍，严重的精神疾病，无法配合语言训练，没有可靠的康复训练条件。

54. 人工耳蜗术前评估包括哪些内容?

人工耳蜗术前评估包括病史收集、耳部专科检查、听力检查、影像学检查、行为智力发育和精神心理的检查和评估，具体情况如下：

（1）病史收集：通过询问病史，了解耳聋可能发生的原因，了解患者是否伴发耳鸣、眩晕，是否有耳毒性药物接触史、噪声接触史、全身性慢性感染史、遗传家族史，了解患者的助听器佩戴史、母亲妊娠生产史、患者的言语发育生长史，了解患者言语发音的清晰度、理解能力和表达能力。

（2）耳部专科检查：如外耳道检查、鼓膜检查、中耳是否有积液及咽鼓管检查等，必要时做前庭功能检查。

（3）听力检查：包括佩戴（不佩戴）助听器的纯音听力检查和言语识别率检查、声导抗检查、耳声发射检查、听性脑干反应检查、多频稳态检查、40Hz听觉相关电位检查、儿童行为听力测试检查。检查时，要根据患者的年龄和言语认知水平，选用适宜的开放式和（或）闭合式言语测试材料。

（4）颞骨高分辨率薄层CT检查：观察中耳、内耳（包括耳蜗）、内听道（包括听神经）的发育情况等。

（5）颅脑及内听道MRI检查：检查颅脑及蜗神经的发育情况，判断有无脑白质疾病及耳蜗有无纤维化、骨化等。

（6）行为智力发育和精神心理的检查与评估：观察患者的行为发育与同龄人的差别，评估其智力发育是否低下，以及是否有癫痫、自闭等其他精神心理疾病等。

55. 人工耳蜗植入者手术前为什么需要做颞骨CT和头颅MRI检查？

人工耳蜗植入者手术前做颞骨CT和头颅MRI检查的原因在于：

（1）了解与手术有关的重要解剖区域的状况和解剖特点；判断是否有人工耳蜗手术的禁忌证，如急性中耳炎、内耳骨迷路结构的严重畸形及耳蜗的纤维骨化等；判断脑部有无严重的病变，如脑白质病、肿瘤、脑血管畸形等。

（2）帮助患者选择适合的电极。

（3）预估人工耳蜗的电极是否能够顺利地植入患者的耳蜗中。

（4）帮助医生选择手术侧别。

56. 人工耳蜗手术后可能会引起的并发症有哪些?

人工耳蜗手术后可能会引起的并发症有：

（1）麻醉意外。

（2）心、脑血管意外。

（3）发生术中出血量大的意外。

（4）脑脊液耳鼻漏，合并脑膜炎。

（5）面神经问题：①面神经暴露损伤、面神经麻痹；②面神经刺激，人工耳蜗手术后开机时，极少部分患者可能会出现面神经刺激；声音刺激会引起患者面部肌肉的抽搐，需关掉相关电极来消除。

（6）眩晕和耳鸣，是手术后最常见的轻度并发症。

（7）切口感染、皮瓣坏死、移植体外露。这些并发症多是由于皮瓣血运差、皮肤张力太大、植入体部分有排斥反应、切口感染等因素造成。

（8）眼眶周围水肿、硬脑膜外血肿、耳后及头皮下血肿、瘢痕体质和术后感染可能导致皮瓣增厚，影响手术疗效。

（9）其他相关并发症：电极未能植入耳蜗或仅部分植入耳蜗，电极移位，装置机能障碍或失效等。

57. 人工耳蜗手术时间和住院时间分别是多长？

人工耳蜗单侧手术时间大约为1小时，双侧大约为2.5小时（特殊病例除外）。

人工耳蜗手术的住院时间为1周左右（特殊病例除外）。

58. 人工耳蜗手术是微创手术吗？

人工耳蜗手术是微创手术，其微创表现在以下三个方面：

（1）微小切口：耳后切口3~4厘米，美容缝合，不拆线，切口小、恢复快，术后不会影响美观。

（2）微创路径：人工耳蜗手术需要从耳后切口进入内耳，微创路径手术有症状轻、术后恢复快的明显优势。

（3）微创植入：人工耳蜗微创植入是指保护内耳的听觉结构，从耳蜗自然开口圆窗进行微创植入，这类植入法对内耳结构基本没有损伤，具有对声音敏感度高和听力长期稳定持久的明显优势。

59. 人工耳蜗手术后几天可以拆除耳部加压包？几天可以拆线？

一般在手术后4~5天拆除耳部加压包扎的敷料（即耳部加压包）。采用蛋白线缝合皮肤的患者不需要拆线。采用丝线缝合皮肤的患者，7天后拆除缝合线。如果患者术后头部有轻度血肿，可以再加压包扎4~5天。

60. 为何有的患者在人工耳蜗手术后会出现头晕、呕吐的症状？

导致患者在人工耳蜗手术后出现头晕、呕吐症状的原因有三种：

（1）人工耳蜗手术为全麻手术，全麻手术后的麻药反应或者手术后使用镇痛棒可能造成手术后出现头晕、呕吐的症状，一般在手术后2~3天会恢复，同时停用镇痛棒。

（2）手术刺激引起的耳源性眩晕，尤其是大前庭导水管综合征患者和成人患者会出现该症状，一般在手术后3~5天恢复。

（3）迟发性膜迷路积水引起的头晕、呕吐。出现头晕、呕吐时，建议患者卧床休息，以防止跌倒。如果呕吐严重，应及时补液治疗及对症处理。

年龄越大，患者在手术后越容易出现上述症状，并且越严重。微创手术和植入有助于减轻手术后此类反应。

61.为什么有的患者在人工耳蜗手术后会出现眼眶周围水肿和眼球充血?

患者手术后眼眶周围水肿和眼球充血一般为耳包加压过紧压迫眶周血管导致，一般从手术后第3天开始出现并逐渐加重，适当松解耳部加压包扎的敷料后可逐渐缓解。如果眼眶周围水肿或者眼球充血特别严重，可以打开加压包扎的敷料检查伤口有无红肿，如果无血肿，可以松松包扎的绷带。

62.为什么有的患者在人工耳蜗手术后会发热?

人工耳蜗手术后发热一般可分为脱水热和合并上呼吸道感染导致的发热。患者发生脱水热时，一般体温不超过38.5℃，应对症给予物理降温，多饮水、补充电解质。如体温大于38.5℃，需检查血常规，根据检测结果对症给予抗炎治疗、更换抗生素或根据细菌培养结果选择敏感抗生素，必要时进行抗病毒处理。如果合并头痛，要警惕颅内感染的可能。如果不及时处理，可能会引起脑膜炎、脑脓肿等严重并发症，这时应及时请神经内科医生会诊，必要时做头颅MRI及CT检查。

63.人工耳蜗手术后要用多久抗生素？

人工耳蜗手术一般选择二、三代头孢抗生素，手术当天应用1次，手术后静脉滴注应用2~3天，如无感染迹象，可改成口服抗生素，口服抗生素维持5~7天。

64.人工耳蜗手术后，头皮下隆起包块该如何处理？

手术后出现头皮下隆起包块这种现象比较少见，如果出现，多因头皮下血肿所致。如果按压时波动感明显，范围超过3厘米，可以在局部严密消毒的前提下穿刺抽取液体后重新加压包扎，同时口服止血药物。这种情况不会影响人工耳蜗的植入效果及后期语言康复的效果。

65.人工耳蜗手术后，患者出现流鼻血、痰中带血丝正常吗？

一般情况下，人工耳蜗手术后患者出现流鼻血、痰中带血丝是正常现象。

人工耳蜗手术后，乳突腔内会有一些血性渗液，渗液会经咽鼓管排至咽部，一部分可经鼻腔流出，一部分往下流至咽部，导致咳痰时痰液中带血丝。这种情况一般出现在手术后的1~3天，之后逐渐缓解直至消失。

66.人工耳蜗手术后的饮食要注意哪些问题?

人工耳蜗手术需全身麻醉，手术前6小时禁食禁水，手术后儿童4小时内禁食水、成人6小时内禁食水。因此，患者手术后应注意及时补充水和电解质。因患者全麻术后胃肠蠕动变慢，一般手术后3天内以半流食为主，不食油炸和肉类食物；3天后恢复正常饮食，建议多食少渣、高蛋白的软食。

67.人工耳蜗手术后3～4天未排大便正常吗？怎么处理?

患者在全麻手术后如果排气正常，一般无须担心。因为全麻手术后胃肠蠕动变慢，且患者术后仅进食半流食，所以大便形成少。如果无明显腹痛、腹胀等不适，患者可适当进食一些富含纤维的蔬菜或水果，也可根据病情酌情应用促排便药物。如果有腹痛、腹胀等不适，特别是老年患者，需请普外科等相关科室的医生会诊治疗。

68.人工耳蜗手术中保护残余听力对患者有帮助吗?

耳蜗结构的完整性和神经组织的完好性有利于人工耳蜗电刺激的传导，因此保护残余听力对于人工耳蜗手术后的语言恢复有显著的促进作用。

随着人工耳蜗手术的成熟、产品设计上的改进，人工耳蜗手术对患者残余听力的保护概率和程度都在提升，目的是希望给患者更好的聆听效果。圆窗植入技术是有效保护耳蜗残余听力的人工耳蜗植入手段，细软的耳蜗电极可以顺利地通过圆窗植入。与传统的耳蜗开窗技术相比，圆窗植入无须用电钻在耳蜗壁打孔，可以避免噪声进一步损伤残余听力。保持耳蜗骨性螺旋板和蜗内神经组织的完好无损和耳蜗结构的完好，也是患者享受未来新技术如基因治疗、药物治疗等的前提。

69. 人工耳蜗手术后多久可以洗澡、洗头？

在手术后5~7天，可以拆除耳后加压包扎敷料来观察切口情况，切口愈合良好的患者可以拆线，拆线后伤口如果无红肿或裂开，第二天就可以正常洗头、洗澡，但要避免耳后切口沾到水。

70. 双侧人工耳蜗手术的时间应如何选择？

（1）同期手术：双侧同期植入，只需一次麻醉、一次手术。

（2）分期手术：双侧人工耳蜗植入的时间间隔最好小

于6个月。如果间隔时间过长，会出现听觉剥夺和听觉优势侧的偏移，适应时间也相对更长。

71.双侧人工耳蜗植入的优势有哪些?

双侧人工耳蜗植入的患者在聆听效果、噪声环境下的语言理解能力、音乐欣赏能力等各方面都要明显优于单侧植入者。

双侧人工耳蜗植入更能获得双耳聆听优势，符合正常的听觉生理；能产生立体听觉；能改善言语识别率，特别是在噪声环境下或多人交谈的复杂环境下；能改善整体听阈，双侧较单侧平均听力提高5~10分贝；能提高对声音的定位能力；有利于听觉平衡，更符合人体平衡发展要求；能保证双侧听觉通路和听觉中枢的发育，使患者的行为表现、智力、情感、社交能力更好。

72.人工耳蜗手术后的注意事项有哪些?

人工耳蜗手术后的注意事项包括：

（1）如无特殊情况，患者一般术后5天就可以出院。注意耳部及切口不要沾水，以防引起感染。注意防止头部受撞击而导致外伤。

（2）注意防止上呼吸道感染，不要用力擤鼻涕。

（3）一般在手术后1个月开机，请按要求预约、按时调机及进行语言康复训练。

（4）不能做产生诱导电流和磁场变化的医学治疗，如电外科手术、透热疗法、神经刺激疗法、电惊厥疗法、离子放射治疗、物理热疗等。

73. 重度感音性聋合并分泌性中耳炎的患者，可以做人工耳蜗手术吗？

重度感音性聋合并分泌性中耳炎的患者的人工耳蜗手术相对复杂，因为炎症会导致手术区域解剖结构难以识别、手术出血多、手术时间长、植入难度增大。

对于重度感音性聋合并分泌性中耳炎的患者，一般认为先保守治疗1个月。在充分使用抗生素、黏液促排剂等药物后，大部分分泌性中耳炎会恢复。对于不能恢复的分泌性中耳炎，目前学者建议同期进行分泌性中耳炎手术和人工耳蜗植入手术，一期手术（在根治分泌性中耳炎的同时行人工耳蜗植入）是安全可行的。手术一般采用经乳突面神经隐窝入路。这类患者因为中耳乳突有积液和肉芽，鼓室内黏膜增生，清理肉芽时易出血，一定程度上可能会对术中开放面隐窝及圆窗定位或耳蜗开窗造成困难，甚至导致电极无法植入耳蜗，必要时可将砧骨去除，保证中耳腔与鼓窦之间的引流通畅。

第三篇
人工耳蜗手术后开机康复篇

74.人工耳蜗开机、调机是怎么一回事？

开机是指听力师为人工耳蜗植入者安装人工耳蜗体外设备，对人工耳蜗系统进行调试，使人工耳蜗装置开始工作，使植入者开始体会到新的声音的过程。开机人员应具备良好的听力学和人工耳蜗基础理论知识，并要经过人工耳蜗公司的培训和认可。

调机是指当人工耳蜗体外装置上的工作程序不再适合植入者的听觉需要时，就需要由专业人员通过电脑及专门的设备重新调整体外装置的工作程序的过程。

对婴幼儿的调机应由有经验的听力师来完成，开机前听力师要检查言语处理器的电池电量是否充足，帮助婴幼儿的家长了解各个按钮的功能、操作方法。开机前，要避免婴幼儿出现饥饿、疲劳、困倦等不良状态。

开机的时间：一般来说是在手术后1个月左右，整个开机过程需要1~2小时。

开机的地点：人工耳蜗公司，人工耳蜗植入手术中心，也可以是有条件的言语康复中心。

开机调试的内容：

（1）电极阻抗测试。

（2）阈值调试。阈值是指植入者能听到的最小电流刺激强度。如果植入者听到声音，就马上告诉听力师或者举手表示一下，每响一次就表示一次；如果没有响声就不举手；如果听不清、不确定，就说“听不清”或者不举手；如果累了，就告诉听力师休息一下再接着做。

（3）舒适阈值调试。舒适阈值是使植入者不产生不舒适感觉的最大电流刺激强度。声音是从很小渐渐变大的，如果植入者觉得声音开始变得有点不舒服了，哪怕只有一点点的不舒服，就告诉听力师或者摆手表示一下。

（4）听室外的声音。听听室外的声音，看看能否听得到声音、听的声音是否舒服、大小是不是合适。如果有异常，及时告诉听力师，听力师会为植入者调试到合适的声感。

（5）新建电听力图。

75. 人工耳蜗开机后，患者如何顺利度过适应期？

人工耳蜗开机后，患者会经历一个从轻声声感到最大最适声感的适应过程，该适应期一般为3个月。

人工耳蜗设计有多个程序和音调的调节功能，因此手术后不再需要对人工耳蜗进行过于频密的调试。开机后的前3个月一般每个月调试一次，以后每年复查调试1~2次即可。患者需要逐渐适应对噪声环境下的声音的识别，如果患者短期内对声音的背景噪声感到明显不适，可以通过调试人工耳蜗将噪声适当降低，待逐渐适应背景噪声后再将噪声调度调试到正常水平，以期实现对自然环境声响和语言的声感的辨别能力。

76. 儿童人工耳蜗的调试方法有哪些？

儿童人工耳蜗的调试旨在通过各种调试方法找到其能够听到的最小声音的电流刺激值和能够忍受的最大电流刺激值。儿童人工耳蜗的调试方法分为主观方法和客观方法。

（1）主观方法（小儿行为法）：根据儿童的年龄及智力发育水平选用不同的主观调试方法。对1.5岁以下的儿童选择行为观察法，由于这个年龄段的儿童无法与家长配合，所以要给儿童一个特定响度的声音来观察他的反应程度；对1.5~2.5岁的儿童选择视觉强化法，利用灯箱进行视觉强化配合调试；对2.5~6岁的儿童选择游戏测听法。

（2）客观方法：即听神经反应遥测（neural response telemetry，NRT），在儿童实在无法配合做主观测试的时候可以选择做NRT测试，找到儿童的NRT值，从而给他进行调试。

77. 开机后为什么还需要调机？一般需要经历多长时间？

开机之后，植入者就可以感受到声音了，这对植入者来说是一种新的感觉。这种声音感受会有一个变化过程，一般在开机后的最初几个月内变化较快、较大，随后的变化会越来越慢、越来越小，一两年之后基本稳定。

当植入者的情况发生了较大的变化，人工耳蜗装置所能提供的选择不再合适时，就需要调机了。一般说来，大多数植入者在开机后的7~10天内，会有一个较大的变化，可能需要调机；在开机后的1、2、3、6、9、12、18、24个月左右，也很可能会有一个较大的变化，应根据植入者的适应情况和变化情况，在适当的时候分别安排一次调机；待2年之后，植入者的情况基本稳定后，可以根据情况考虑每间隔一两年调机一次或继续使用。

每个人的心理适应能力和生理变化情况各不相同，因此，调机的间隔和次数不是人为限定的，而是应该根据每个人在不同时期的实际需要，适时、恰当地进行调机，以保证植入者能不断地从新的声音感受中获得最大的乐趣和收益。

78. 调机过程中，植入者应该反馈的听力信息有哪些？

调机过程中，植入者可以从以下几个方面反馈听力情况：①上次调试到这次调试期间的听力情况怎么样；②对大点的声音的反应怎么样；③哪些声音听得好，哪些声音听得不好。

植入者应积极配合听力师，准确地向听力师反映听力变化的实际情况。对于可以做游戏测听的儿童，除以上信息外，家长还应该在家里训练儿童做听声放物的游戏，并将游戏测听的情况反馈给听力师，以配合听力师更好地为儿童调机。

79. 调机后植入者需要特别注意的事项有哪些？

调机后植入者需要特别注意的事项包括：

（1）本次调机的大概情况。

（2）所调程序存放的位置、使用方法及下次调机的时间。

（3）出现异常情况时要及时联系听力师。

（4）植入者之间不能相互交换言语处理器，就像不能换着戴眼镜一样，即使言语处理器是同一品牌和同一型号的，因每个人的程序都不相同，所以不能交换着戴。如果坚持要更换或试戴别的言语处理器，也一定要请听力师重新调整程序后才可以。

（5）要充分重视家庭康复的作用。

80. 人工耳蜗言语处理器中设置多个程序的作用是什么？

人工耳蜗言语处理器中设置多个程序的作用是满足患者在不同环境的听声需求。正常耳朵具有自动调整适应各种声音环境的能力，目前的人工耳蜗还不能完全具备这种能力。为了使人工耳蜗植入者能在不同的声音环境中获得最佳的听觉效果，目前的人工耳蜗提供了多个可供选择的程序，并将适合不同声音环境的程序设置储存在言语处理器中。人工耳蜗使用者只需简单地通过按按钮就可以随意选择适合的程序，以满足不同环境的听声需求。

81. 人工耳蜗刚开机时，对侧耳要不要戴助听器？

针对这个问题目前有两种观点：一种是开机3个月或半年后才能给对侧耳戴助听器，原因是如果开机后一直戴助听器的话，患者就会依赖对侧耳的助听器来听声音，不去用人工耳蜗听声音，人工耳蜗可能会发挥不了应起的作用；另一种观点是人工耳蜗开机后可以同时在对侧耳戴助听器，这样做的好处是助听器能提取大脑已经学会的东西，帮助患者更好、更快地感知从人工耳蜗听到的各种声音，根本不用单独从头学习通过人工耳蜗听到的声音。

我们认为，开机后先一起双耳佩戴，当患者单独利用人工耳蜗和戴助听器的效果差别不是很大的时候，可选择单独佩戴人工耳蜗。尤其是对于极重度听力损失的患者来说，人工耳蜗的声音听起来更清晰、更舒服。一般患者在习惯人工耳蜗的声音后，会更愿意听人工耳蜗的声音，而不愿意戴助听器。等患者完全适应人工耳蜗后，再双耳配戴。

82. 开机时儿童通常的反应有哪些？

开机时，儿童通常的反应有：大笑、微笑、身体转向声源、眨眼睛、眼睛放大、有声音时停止活动、哭泣、害怕、试图把处理器拿掉、无反应等。

需要说明的是，听力师要确保人工耳蜗的言语处理器处于打开状态且设置正常。即使孩子在开机时没有明显反应，也不意味着人工耳蜗坏了，或是孩子没有听到声音。一般情况下，人工耳蜗的言语处理器在开机时将被编程设置在一个较低的值，在以后的调机里会被逐渐调高。

83. 在开机后的最初几周，儿童会有什么行为变化？

开机后，儿童应每天尽量长时间佩戴人工耳蜗的言语处理器，要尽快能够达到全天佩戴。在开机后的最初几周，儿童会有以下变化：发声会增加或减少、惊颤、眼睛放大、四处搜寻、有大声音发生时停止原有动作、敲打玩具或其他物体发出声音、尝试碰触环境中能发出声音的东西，听到父母的说话声、唱歌声或其他音乐时会安静等。

84. 在开机后最初的几周，家长可以做些什么？

在开机后最初的几周，家长应做好以下三个方面：

（1）和孩子一起玩。孩子会试着通过敲打东西、玩玩具来发出声音，这时家长应该对孩子的这些新行为和声音做出反应，和孩子一起玩耍。当孩子在搜索新的声音时，家长应该指导孩子找到声源。

（2）和孩子一起说。跟孩子说说您在想什么，要和孩子多说话，要多唱歌。无论您和孩子一起做什么，都要把它说出来。

（3）保护好言语处理器。孩子有时候会拿掉他们的言语处理器来吸引您的注意，这时您只需要快速地微笑着将言语处理器归位就好。一定要让您的孩子知道这个设备是他身体的一部分，引导孩子喜欢上这个“小宝贝”。

85.听障儿童为什么需要进行听力语言康复训练？

助听器和人工耳蜗只能让听障儿童获得听力，而他们能否学会运用听力进而达到听懂和能够进行有声语言交流的目的，则必须依赖有效的听力语言康复训练。

传入大脑中枢的声音能否被辨认为言语声，能否被正确理解，能否组织成内部语言并被正确、清晰地表达进而被听话人听懂，这是一个非常复杂的过程。即便听障儿童在很小的时候就佩戴了助听器或植入了人工耳蜗，他们的听觉年龄和有声语言年龄也仍然是0岁。他们必须通过及时的、有针对性的训练，在最短的时间内把有关掌握一门语言所需要的各个基础要素补回来，否则就错过了语言能力发展的关键期。也就是说，即便他们植入了人工耳蜗，如果没有进行及时的、有针对性的听力语言康复训练，其语言能力也很难获得理想的发展。

86.听障儿童的听力语言康复训练形式应怎样选择?

人工耳蜗植入只是听的开始，还需要进行听觉和语言康复。康复的形式包括在各级聋儿听力语言康复中心机构康复、家庭康复和随班跟读三种形式。

一般而言，1岁前手术的儿童的听力语言发展水平与同龄听力正常的儿童水平相当，不需要进行专门的听力语言康复训练。有经验的家庭可以像教育正常儿童一样对其进行家庭教育（也叫家庭康复，即家长通过接受训练、预约个性化训练等形式接受康复机构的指导，然后在家里对孩子进行康复训练）。

对于1岁以上的语前聋儿童，因已错失语言发育的黄金期，在需要加强家庭康复训练的同时，还要去专门的机构进行听力语言康复训练（在各地残疾人联合会下属的语言训练机构里，专业人员直接对听障儿童进行全日制康复教育，同时对家长给予一定指导），进行听力语言强化训练，使其能尽快赶上同龄听力正常儿童的听力语言发育水平。一般2~3岁前的患儿在进行6~12个月的专业训练后，大多都能达到正常儿童的水平。

对于3岁以上的儿童植入者，如果其已具备一定的听力语言能力基础，可以采取随班跟读的方式，即让听障儿童进入普通学校随班就读。家长在对其进行康复强化训练的同时，还可以让听障儿童定期接受康复机构指导。

无论采取何种形式，都要坚持全面康复的理念，即不仅要关注听障儿童听力、语言的发展，还要关注其认知、情绪、行为、社会性等方面的健康发展。

87. 语前聋儿童与语后聋儿童的康复过程有何不同?

语前聋儿童的手术年龄越大，康复周期越长，这与语言中枢的发育直接相关。

语后聋儿童由于手术前有一定的语言基础，因此大多不需要到专门的语言康复机构进行特殊的语言康复训练，自己在家进行自我练习即可。语后聋儿童在术后经过听力、记忆的自我强化锻炼后，基本都能达到理想的康复水平。语后聋儿童术后的听力、语言能力与耳聋的时间长短有一定关系。耳聋时间越短，听力语言能力的恢复越快；耳聋时间越长，听力语言能力的恢复时间也相应越长。大部分语后聋儿童的听力、语言能力在手术后1~2年后能够达到个体最佳水平。

无论选择何种康复形式，家长在康复过程中都扮演着非常重要的角色，家长的重视和关注才能帮助孩子更好、更快地康复。如果能在机构康复的同时配合家庭康复，效果会更佳。

88. 听障儿童在植入人工耳蜗后，家庭康复的技巧有哪些?

听障儿童在植入人工耳蜗后，家长在家庭康复中应注意使用以下技巧：

（1）多说：多和孩子说话，如在吃饭、穿衣、上厕所、玩耍等期间，尽可能让孩子的语言学习过程自然而有趣。

（2）慢说：用稍慢的语速、更清晰的发音对孩子说话。给孩子时间思考您说了什么，每说几句后停下来等待几秒，再开始说其他的。当您给予孩子思考和处理的时间后，您的孩子将更愿意说话。这也是轮流交谈的自然停顿，是一种很重要的习惯。

（3）关注：谈论孩子注意力正在集中的事情，让孩子更容易理解您说的话。当您的孩子想要说话时，面向孩子，看着孩子，表现出您认真聆听的样子。一定尽量去理解您的孩子说的话，并且给予适当的回应。

（4）一起做活动：和孩子一起做一些家务活动，如拖地、把脏衣服放进洗衣筐、把干净的衣服折叠起来等。当你们一起做事时，孩子都会有话要说。

（5）做游戏：在早期，模仿孩子发音对孩子很有帮助，对他也是一种鼓励。然后，您可以在孩子已经发出的音节基础上增加一个词，例如，他说“球”，您可以说“绿色的球”或“大大的球”等。将孩子发出的不完整语句放进简单的短语中，如您的孩子指着狗并说：“看！小狗”，您可以回应：“是的，那儿有一只小狗，它在汪汪叫。”

（6）听音乐：尽量每天开展一些音乐活动，如听一些带动作的儿歌和童谣。音乐活动能鼓励孩子更专心地聆听，更流利地说话，更能集中注意力去模仿动作和声音。尽量重复同一首歌、童谣和故事。孩子听到的次数越多，就能从中学习到越多的词语，并且理解它们的含义。由于儿童在小的时候学习说话更快，所以应尽早让孩子处于有意义的语言环境中。

89. 为什么语后聋的人工耳蜗植入者也需要康复？

人工耳蜗信号是一种电信号，与健听者听到的声音有一定的区别。语后聋的人工耳蜗植入者以过去的听觉经验并不能马上适应这种电信号，可能会听不懂别人说话，因此需要进行一段时间的康复训练。但原先的听觉经验和语言经验有助于整合两种不同的声音信号，所以语后聋的人工耳蜗植入者通过训练可以更快地适应人工耳蜗的电子信号，提升听力康复效果和日常交流能力。

90. 怎样才能进行有效的语言康复训练？

对于不同的植入者来说，都有其各自最适合的康复方法，应根据植入者自身的特定情况，制订合适的、最有利于植入者语言康复的训练计划。常用的语言康复训练方法有听觉口语法、情景教学法和家人参与法。

（1）听觉口语法：植入者必须在不看口形、不看手势的条件下，听声音学讲话。

（2）情景教学法：利用环境中接触到的事物、景致等诱导植入者学习说话。

（3）家人参与法：家人在植入者的康复过程中起着决定性的作用，因此家人要积极参与、引导植入者进行康复训练。

91.人工耳蜗植入者为对侧耳选配助听器时需要注意些什么?

如果患者选择单侧植入人工耳蜗，则人工耳蜗植入者的对侧耳在选配助听器时应注意以下几个方面：

（1）如果对侧耳没有助听器的术前干预，建议在手术后3~6个月后为对侧耳选配助听器进行干预补偿，以避免影响人工耳蜗的聆听效果。

（2）如果对侧耳在术前使用助听器干预过，建议对侧耳在人工耳蜗开机后佩戴助听器，手术后3个月尽量使用人工耳蜗，以帮助植入者建立对声音的意识。

（3）对于一些前庭导水管扩大的患者，应选择听力损失严重的耳做人工耳蜗手术，听力好的耳朵佩戴助听器，不要比较助听器的效果和人工耳蜗的效果。

92.听力语言训练应遵循哪几个原则?

听力语言训练应遵循以下几个原则：

（1）强调“以听为主”，并合理应用视觉、触觉等辅助手段。

（2）优化聆听环境，注意提供丰富、适宜的声音，特别是提供音乐的体验，让患者养成聆听习惯，帮助其建立听觉优势。

（3）从对语言的理解入手，注重语言的实用性。坚持鼓励原则，注重循序渐进，在语言使用与交往中发展患者的语言能力。

（4）重视语言生成环节中因呼吸、发音、构音而存在的问题，并加以矫治，以提高语言的清晰度。

（5）依据阶段性评估结果，制订个别教育计划，加强一对一指导。

第四篇
人工耳蜗使用篇

93. 言语处理器常见的故障有哪些?

言语处理器常见的故障有:

(1)言语处理器无法开机。

(2)言语处理器按键失灵。

94. 造成言语处理器无法开机的原因及处理方法是什么?

造成言语处理器无法开机的原因及处理方法如下:

(1)电池正负极接反:检查电池正负极与电池仓正负极位置是否连接正确。

(2)电池电量不足:更换为电量充足的电池。

(3)电池仓内与电池接触的金属片被污染:取下电池,清洁金属片。

(4)言语处理器故障(电源按键不工作):联系客服,返厂检修。

95. 哪些原因会造成言语处理器按键失灵？该怎么处理？

造成言语处理器按键失灵的原因及处理方法如下：

（1）电池电量不足：关机后更换为电量充足的电池。

（2）言语处理器被锁住（显示锁样图案）：解锁，按下解锁键直到锁样图案消失。

（3）连接线缆与言语处理器的插座未连接好：关闭言语处理器，重新连接，确保二者连接正常。

（4）开机后立即操作按键：开机等待15秒后再操作按键。

（5）言语处理器未正常启动，处于死机状态：关闭言语处理器，等待5秒后重新开机。

（6）言语处理器、耳挂组件故障：联系客服，返厂检修。

96. 言语处理器正常开机后，哪些原因会造成植入者听不到声音？该怎么处理？

言语处理器正常开机后，造成植入者听不到声音的原因及处理方法如下：

（1）言语处理器的参数设置错误：查看显示屏，查看音量、敏感度设置是否合适。若不合适，调整至推荐值。查看程序控制按钮的位置是否正确。

（2）连接线缆与言语处理器插座未连接好：关闭言语处理器，重新连接，确保二者连接正常。

（3）言语处理器未正常启动，处于死机状态：关闭言语处理器，等待5秒后重新开机。

（4）连接线缆故障：联系客服，更换连接线缆。

（5）言语处理器故障：查看显示屏是否出现出错、警告等标志，若出现，说明言语处理器故障，应重新设置言语处理器或送人工耳蜗公司维修。

（6）在以上故障处理后，如果聆听效果仍欠佳，应送厂家做进一步检查维修。

97. 植入者听到的声音质量差的原因是什么？该怎么处理？

声音质量差是指声音小、有杂音、声音时续时断等，造成的原因及处理方法如下：

（1）电池电量不足：关机后更换为电量充足的电池。

（2）言语处理器音量低：按“+”键，增加音量。

（3）麦克风采音口堵塞：清洁堵塞物，注意防潮、防尘和防水。

（4）连接线缆故障（老化、接触不良）：联系客服，更换连接线缆。

（5）麦克风故障（受潮）：联系客服，返厂检修。

（6）其他待查原因。

98. 植入者为什么会听到间歇性嗡嗡声或听到的谈话声失真？

造成植入者听到间歇性嗡嗡声或听到的谈话声失真的原因包括：

（1）所处环境的干扰太强：如广播电视塔、电话信号塔、安保系统等会对言语处理器造成强干扰，应暂时关闭言语处理器并远离干扰源。

（2）言语处理器故障：联系客服，返厂检修。

99. 人工耳蜗植入后常出现没有声音、声音太小、背景噪声太大或声音断断续续的故障情况，遇到这种情况时怎么办？

当人工耳蜗植入后出现没有声音、声音太小、背景噪声太大或声音断断续续的故障情况时，解决办法如下：

（1）通常需要重新开机。

（2）检查音量或敏感度的设置是否正确。

（3）模式是否正确，不同的人工耳蜗有不同的工作模式，如轻声、言语声等工作模式。

（4）电池接触是否不良，电池是否没电了，电池是否使用不当或用错。

（5）电波干扰，如果日常生活中存在频率相近的电波，会造成一定的电磁场干扰。

（6）麦克风损坏。

（7）导线或传输线圈连接不良或损坏。

（8）声音处理器损坏。

（9）双侧植入手术的患者或在培训中心接受训练的患者还要防止佩戴错误的言语处理器。

100. 患者植入人工耳蜗后，不能接受哪些医学检查及治疗？

患者植入人工耳蜗后，不能接受的医学检查及治疗包括：

（1）只要用到能引起电场、磁场变化的仪器的检查和治疗，都应谨慎，包括电外科手术。手术中凡要使用带电的手术器械时均需谨慎，禁止使用单极电刀或电凝器，可以使用双极电刀或电凝器。

（2）微波、短波透热疗法。

（3）神经电刺激检查。

（4）电刺激疗法。

（5）X线检查：进行X线检查时，一般建议将言语处理器关闭。

（6）核磁共振。

（7）超声波检查或治疗：不建议将超声波探头直接对着植入体，检查前请将言语处理器关机。

101. 该怎样处理发射线圈磁铁吸不牢的问题？

当出现发射线圈磁铁吸不牢的问题时，可更换吸力较强的调节磁铁。磁铁吸力由小到大的排序为S5—S4—S3—S2—S1。同时注意磁铁的吸力不可过强，吸力过大会造成头皮皮瓣坏死，因此要在征求医生建议后，选择合适的磁铁佩戴。

102. 植入者在人工耳蜗手术后能烫发、染发、吹发吗？

植入者手术后能烫发、染发，但最好不要使用加热头盔，因为不确定加热头盔是否会与植入体产生感应电流。另外，也不建议使用平板烫或离子烫烫发，因为这些是使用外加电压、电流产生热源的，所以不建议植入者使用。

植入者在人工耳蜗手术后可以使用吹风机吹头发，但要避免局部高温。

103. 保护人工耳蜗外机线缆的方法有哪些？

可通过弹簧线圈、电工胶布等多种方式包裹外机线缆来进行保护，使用中要特别注意保护线缆弯折处。此外，还要保持人工耳蜗体外设备的清洁，避免汗水等具有腐蚀性的物质对外机线缆造成损害。

104.人工耳蜗植入者做MRI检查时需要取出植入体吗?

以往的人工耳蜗植入体因内置线圈含有永磁体，原则上术后进行MRI检查时都需要手术移除内置线圈的永磁体，检查完后再将永磁体通过手术复位缝合，这样就造成了植入者术后生活的极大不便。最新的人工耳蜗植入体将内置线圈设计为可与外置线圈耦合的耦合体，克服了术后进行MRI检查的限制。这一设计已经通过了美国食品药品监督管理局（Food and Drug Administration，FDA）及多种国际认证，使患者无须手术取出任何植入部分就能进行MRI检查。经认证的最新的植入体能够承受1.5特斯拉磁场强度的MRI检查。

105.人工耳蜗植入者能看电视、打电话、听广播、听音乐吗?

对于很多人工耳蜗植入者来说，看电视是比较容易的，因为植入者能看到电视画面中说话者的面部表情，视觉能够帮助植入者更快理解语言。

一般而言，成人电话交谈较自然情景对话对听觉的要求要更高一些，建议植入者先通过自然对话提高自身的语言分辨能力，再使用免提等开放式的电话模式适应，最后再像正常人一样进行电话交谈。现代人工耳蜗的很多植入者能打电话，并能听懂对方在电话里说的话。大多数植入者能够像正常人一样打电话，也能听懂不熟悉的人说的话。这得益于新型人工耳蜗能处理的声音要更丰富、声音信息更全面。听广播就相对要难一些，因为没有视觉提示的帮助，一般植入者需要适应3~6个月后才可以明显改善对广播信息等的接收能力。

现在越来越多的植入者除了满足言语交流的需要外，还需要欣赏音乐。使用具有音乐通道的新型人工耳蜗的植入者可以欣赏音乐，他们可以欣赏乐器（如钢琴或吉他）的声音，也可以欣赏歌声。

106.如何预防静电对人工耳蜗的伤害?

静电会对人工耳蜗产生两种影响：第一种是造成言语处理器内部程序的破坏，这类问题可以通过听力师将程序重新输入言语处理器来得到解决；第二种是会影响到人工耳蜗植入者的内部装置。因此我们应当预防静电对人工耳蜗的伤害。预防措施有：

（1）当植入者在进入易产生大量静电的地方前，先取下言语处理器。易产生大量静电的地方有塑料制品场、气球场、玩具游乐场、静电实验室等。

（2）植入者最好穿着用纯棉和天然纤维材料制成的衣服，使用衣物柔软剂则可以进一步减少静电的产生。

（3）穿好所有衣服后再将外部装置戴上，将言语处理器开机；脱衣服前应先将外部装置取下。当拿取自己或他人的处理器时，应先碰触他人的身体或接地的金属物件，以降低静电累积程度。

（4）平板烫或离子烫是使用外加电压、电流产生热源的，不要在人工耳蜗植入者身上使用。

（5）因电视机屏幕累积有静电，所以植入者不要直接接触电视机屏幕。

（6）如果人工耳蜗植入者在户外遭遇到暴雨雷电天气时，应将言语处理器取下并保护好。

107. 如何避免磁场对人工耳蜗的影响？

人工耳蜗植入体的精密集成电路特别害怕强静电和强电磁波，能产生强磁场的仪器包括大的磁铁、磁疗机、MRI检查等。植入者可以从以下几个方面来避免磁场对人工耳蜗的影响：

（1）避免做头部的超短波、微波治疗。

（2）尽量避免在广播电视台等场所的大功率发射天线附近久留。若只是经过高压电线或广播电视台的无线发射台，不必担心暂时性的干扰，这不会造成人工耳蜗的损坏。

（3）避免强磁场靠近头部，特别是靠近人工耳蜗植入体周围。

（4）核磁共振（MRI）扫描检查前与您的听力师确认。磁场强度在1.5特斯拉以下的MRI扫描，可在不取出植入体（包括内部磁铁）的情况下进行；磁场强度在1.5~3.0特斯拉的，需通过一个简单手术将植入体上的磁铁移除后再进行MRI扫描，扫描后可将磁铁再置入植入体中。

108. 如何对人工耳蜗的体外装置进行保养?

植入者需注意保持人工耳蜗体外装置的干燥、洁净等，还要避免体外装置遭到冲撞。

（1）使用电子干燥箱、简易干燥盒或饼状干燥剂来去除湿气，每周使用电子干燥箱干燥两次，其他时间采用饼状干燥剂干燥。洗澡或游泳时，请勿佩戴任何外部部件。洗澡后要在完全吹干头发后再戴人工耳蜗，以避免潮气侵蚀人工耳蜗配件。睡觉或不需要佩戴设备时，请将其摘下放入干燥箱（盒）内储存。人工耳蜗的体外装置是使用电池供电的，电池需要定期更换。长期不用时，切记将电池取出，以免电池发生腐蚀液泄漏的危险。电量耗尽的电池也应立即取出。

（2）使用粉剂、化妆品和头发定型剂会损伤耳背机，使用前请先摘下耳背机。还要避免沙子和污垢进入人工耳蜗系统的任何部件。

（3）导线是人工耳蜗配件中最易被损伤的零配件，造成导线损坏的大部分原因是接口受潮、汗碱腐蚀氧化和弯折过多。暴晒是导致塑胶制品老化的元凶，导线沾上汗水后暴晒更容易出现故障。存放导线时应将其松松地卷成圈，不能折叠成死折。在使用人工耳蜗时，用皮筋在导线接口处将其与电池仓固定在一起，能够避免对导线接口的过度牵拉。处理器的固定位置和固定方法对导线也有保护作用，注意不要把导线拉得太直。女孩子尤其要注意不要把发卡夹在导线上。

（4）最好选择用无水酒精定期清洁麦克风外壳、导线、电池仓和主机的连接处，使用酒精擦拭之后，紧接着再用干净的干棉签擦拭。清理的重点部位包括电池仓里的电池触片、插头的金属针、处理器的凹陷插口、导线两头的金属针、线圈及其凹陷插口、连接处理器和电池仓的插件、电池仓外部及盖片、处理器外部及麦克风。尤其注意对麦克风、开关处和电池仓背面导线槽部位的清洁。

（5）线圈磁铁应至少每半个月拧下一次，清洁螺旋中的污垢。

109. 人工耳蜗植入者进行体育活动时需要注意些什么？

非身体碰撞类的运动一般均是安全的活动，从事这类运动时最好将导线与言语处理器藏置于衣物下，并且使用包装袋妥善地包装处理器，以避免处理器受到撞击、汗水污损及泥沙堵塞等破坏。

只要取下人工耳蜗的体外机，大部分水上运动是可以进行的。特别提醒的是，有些人工耳蜗植入者有平衡功能障碍，在深海潜水活动中绝不可以单独贸然下水。

不适宜人工耳蜗植入者参与的运动主要包括容易导致冲撞外伤、容易产生静电的运动。如果一定要参加该类运动，最好用安全绑带将头部植入体部位固定，以确保安全。更为激烈的肢体对抗运动，如拳击、足球、橄榄球等，人工耳蜗植入者应避免参与这类运动。为了避免人工耳蜗遭受挤压碰撞的风险，人工耳蜗植入者戴上正规合格的头盔等保护器具有时也是必要的。

110. 佩戴人工耳蜗的患者如何过安检？

机场的安检措施，如金属检查门使用的是磁感应方式，有可能造成言语处理器内程序的丢失，植入者经过这类系统时最好将言语处理器关机。言语处理器在关机状态下经过安检装置是不会造成任何损害的。若您所在的机场有专门的残障人士通道，您可以由此通道通过安检。由于植入体有可能导致金属检查仪报警，因此最好随身携带您植入人工耳蜗的医学证明与使用说明书。

111. 如何让孩子喜欢佩戴人工耳蜗？

为了让孩子喜欢佩戴人工耳蜗，家长可以从以下几个方面着手：

（1）家长应想办法给孩子做示范动作，有的家长就在自己的耳部画上一个耳蜗外机的样子，和孩子一起“戴”，让孩子感觉戴上耳蜗后很高兴、很舒适，以此培养孩子的良好习惯。

（2）初戴人工耳蜗时，应先在熟悉、安静的环境中听熟悉的声音，如流水声、关门声、电话铃声等；然后慢慢过渡到在不同的声音环境中佩戴，培养孩子适应各种声音的能力；最后再到市区或马路上等嘈杂的环境中。

（3）开始佩戴时人工耳蜗的音量不要开太大，以后慢慢调高。

（4）第1天戴1~2小时，第2天戴2~3小时，逐步延长时间。如果孩子感到疲倦或不舒服，须立刻取下来。经过一段时间的适应和锻炼后，孩子就会喜欢佩戴了。

（5）家长要对言语处理器及时进行保养、更换电池等，保证高清音质。

112. 人工耳蜗体外机受潮的原因有哪些？如何防潮？

导致人工耳蜗体外机受潮的原因有：游泳、洗澡、洗头、洗脸、露水或汗水浸泡、淋雨等，长期不使用而电池未取出或使用劣质电池造成漏液，空气湿度高时水汽侵入，其他如喷发胶、洗衣服溅水、开水冒出的蒸汽等。

防潮措施有：用防静电的布蘸取无水酒精（酒精纯度为97%以上）擦拭人工耳蜗外机；每晚将处理器放入干燥箱中干燥；如果生活环境相对不那么潮湿，则可以2~3天干燥1次，每次干燥的时间为6~8小时，干燥剂与电子干燥箱同时使用，可以更好地吸收处理器中的湿气。如果每天都对处理器进行干燥的话，最好一个半月左右就更换一个新的干燥砖；如果是2~3天干燥一次处理器的话，建议2个月左右更换一个新的干燥砖。如果长时间没有对处理器进行过干燥，应先对处理器进行连续3天左右的干燥处理，而且最好使用新的干燥砖，之后再尝试使用处理器。如受潮问题仍不能解决，须及时联系服务人员，千万不可耽误，以免潮气进入外机后腐蚀器件和主板。

113. 人工耳蜗应该用什么电池?

人工耳蜗用专用电池——锌空气电池。人工耳蜗对电压、电流的要求高，电压和电流要更稳定。人工耳蜗电池的空气开口孔径要大于助听器电池的，电池内部的结构和化学配方也有所不同，最大电流和电压输出特性和一般助听器的锌空气电池有差异。

如果将一般助听器的电池装在人工耳蜗上，电压不稳定，放电曲线不理想。由于人工耳蜗处于低功耗工作状态，将助听器的电池用在一些多通道人工耳蜗上后，还可能会出现声音断续的情况，进而可能影响患者的语言精确度，而这些情况往往无法及时觉察到。所以，人工耳蜗还是要用人工耳蜗专用的电池，以保证人工耳蜗芯片持续稳定的工作状态。

114. 使用锌空气电池应注意些什么?

锌空气电池在使用过程中应注意以下几个方面：

（1）请将电池保存于阴凉干燥处，最好存放于密封盒内或放在冰箱里。

（2）锌空气电池保存的关键在封条，除非电池准备立刻使用，否则不能取下电池正极的封条。一旦锌空气电池的封条被撕下，空气就会进入内部从而激活电化学反应，此时即使再贴上封条，电化学反应也会继续下去直到电量耗尽。撕去封条3~5分钟后，电池被空气逐渐激活，新电池从激活到完全恢复正常的电压大约需要5分钟。

（3）当锌空气电池电量用完时，必须立即取出。

（4）一旦发现电池发霉、底部膨胀、胶带自动脱落或者上面有白点，就说明电池已经发生了漏液现象，请勿使用。

115.引起人工耳蜗植入体周围感染的原因有哪些?

引起人工耳蜗植入体周围感染的原因包括：

（1）上呼吸道感染。包括感冒、急性鼻炎、急性鼻窦炎、鼻咽炎、扁桃体炎、腺样体炎等。这些感染可以通过咽鼓管导致急性中耳炎，炎症可以沿电极扩散到耳后植入体部位。一旦发现有中耳炎或外耳红肿，植入者应立即与手术医生联系，及早处理。

（2）外伤。如外伤导致的耳后皮肤或耳道口皮肤破损，不当挖耳导致的外耳道皮肤损伤，头部摔伤等，这些皮肤损伤可能导致皮肤感染进而影响皮肤下的人工耳蜗植入体。有时摔伤后头皮虽然没有破，但皮下组织已经受伤，导致水肿，这样也容易发炎。

（3）毛囊炎。全身凡是有毛囊的部位都可以发生毛囊炎，一般人的身上发生毛囊炎不要紧，但在人工耳蜗植入者的植入体部位或周围发生毛囊炎，就要非常重视了。因为毛囊炎一般是由金黄色葡萄球菌感染引起的，目前金黄色葡萄球菌对很多药具有耐药性，一旦控制不住就会影响人工耳蜗植入体，严重的需要取出人工耳蜗植入体。

116. 植入人工耳蜗的孩子摔跤了，家长应该怎么办？

植入人工耳蜗的孩子因摔跤磕碰到植入侧的植入体后，轻则会引起局部红肿疼痛、皮瓣感染，导致头件无法吸附于头皮之上，进而影响其康复进程；重则会导致接收刺激器移位或碎裂，电极移位脱出，植入体外露，最后不得不再次植入。

当植入人工耳蜗的孩子因摔跤或碰撞伤及植入部位时，家长应先安抚好孩子，再仔细地检查孩子的摔伤情况，检查摔伤部位是否有肿胀、青紫、破损、出血和皮下血肿，如发现有血肿应尽早到医院处理，且不要再给孩子佩戴人工耳蜗，因为磁铁的吸力会加重受损组织的损伤程度。如若确实没有什么异常，家长可以再检查一下人工耳蜗的体外机是否能正常工作，尝试给孩子戴上人工耳蜗，同时密切观察孩子的反应。如若孩子出现异常情况，就不要再佩戴人工耳蜗了，应及时去医院的听力中心的耳蜗调机处检查人工耳蜗系统。听力师会通过电极阻抗测定和神经反应遥测等技术来检测人工耳蜗系统是否出现故障、电极是否有毁损和脱出。

117. 如何选择人工耳蜗的品牌？

可靠性对人工耳蜗至关重要，所以值得了解一下所选人工耳蜗制造商的记录，该制造商是否存在任何已知的技术困难或问题。判断人工耳蜗可靠性的一个重要参数是累计存活率，最有说服力的记录是植入1年后出现的情况。累计存活率是国际标准化组织（International Organization for Standardization，ISO）建立的一个可靠性标准，是指在一段给定时间后装置继续正常运转的可能性。

人工耳蜗系统是否适合灵活多样的生活环境，声音处理器是否具有防水性，外部声音处理器的耐用性和多功能性，这些也是选择人工耳蜗品牌时要考虑的问题。好的人工耳蜗可让患者无忧无虑地享受日常生活，在听音乐、打电话、洗澡、参加体育比赛甚至被大雨淋湿等情况下，都甚少会受到影响。

电池也是选择人工耳蜗品牌时的考虑因素。人工耳蜗有不同电池的多样化选择：充电电池、一次性电池或者两者结合使用。通常推荐使用充电电池，但在电池充电一次后的使用时长方面，各个制造商之间有很大的差别。

还要考虑是否能轻松享受到未来的技术升级，是否能得到康复训练和教育服务的支持，制造商的支持服务能否满足患者的需求。

最后，要根据患者耳蜗的实际情况来选择人工耳蜗品牌。耳蜗发育是否正常，大小、形状、角度等是否正常，要选择适合患者耳蜗形状的牌子。

118. 预防体外机丢失的方法有哪些？

预防体外机丢失的方法包括：

（1）儿童尽量采取衣领式佩戴方式。家长可以给孩子做一个耳蜗套，再用双重别针固定。在体外机上扣一个曲别针，与外套领口连在一起，这样即使外感应线圈脱离体外机，体外机也会连在衣服上不至于遗失。

（2）女孩子可以把体外机与漂亮的发卡、橡皮筋绑定在一起，在保证不丢的情况下还可以增加美观程度。

（3）可以对帽子进行改良，缝上可爱的小兜子并把线圈装到里面，这样既可以防止体外机的丢失，也可以防寒保暖。

（4）乘坐公共交通工具（火车、公交车、出租车）时，最好索要并保存票据，需要时可以精准联系到车辆的工作人员。

119.人工耳蜗的体外机丢失了，怎么办?

如果体外机丢失，请先找出体外机的图片，分发张贴在遗失地的显眼位置，还可以报警并发动爱心群众帮忙寻找。现在有些人工耳蜗已经具备耳蜗定位功能，丢失后可以在第一时间定位，方便找回。

如果真的无法找到，也不需要重新做开颅手术，只需要重新购买一个，大概需要几万元。购买体外机是不需要等待的，患者及其家人随时都可以联系人工耳蜗厂家的工作人员购买，然后重新将之前的程序拷贝进去或者重新调机即可，不会对植入体产生影响。所有调试过的机器都会保留当时的程序调试记录，不会丢失程序，患者只需提供其体外机最后一次调试的地点，就可以将这个程序记录直接导入新的体外机里了，不会耽误患者的康复，不需要重新适应。

第五篇
助听器篇

120.什么样的耳聋患者需要佩戴助听器?

双耳听力损失到中重度聋的程度、经药物和手术治疗无效者，应尽早佩戴助听器。具体适应证为：①双耳听力损失为神经性聋且程度为50分贝以上；②反复不愈的混合性聋，如长期的慢性中耳炎，手术后仍有听力障碍；③中耳炎或耳硬化症患者中不愿手术者等。

但是，不是所有的耳聋患者都可以使用助听器，如听神经病、进行性听力下降的听神经瘤患者等。这类患者使用助听器的效果会很差，有可能还会延误耳聋的治疗。所以，当患者要考虑佩戴助听器的时候，要选择一个专业的、认真负责的听力师，请专业人员为其服务，这是十分重要的。

121.哪些患者不适合佩戴气导助听器?

正常状态下，我们至少用两种方式听声音：骨导方式与气导方式。所谓骨导方式，是指声音信号振动颅骨，不通过外耳与中耳直接传输到内耳去；而气导方式是指声音通过外耳、中耳向内耳传输。两种方式中后者占绝对优势。通常情况下，我们所说的盒式、耳背式及耳内式助听器等都是气导助听器。气导助听器将放大的声音信号向外耳道内传输，以此帮助患者听到声音。

一般来说，只要能用气导助听器就应首先选用气导助听器。但以下几类患者不适合佩戴气导助听器：

（1）平均听阈为80分贝的极重度感音神经性聋患者，因为助听器的最大输出功率不足以达到患者的听阈。

（2）耳部畸形的患者，如耳道闭锁。

（3）动态范围异常缩小的患者。

（4）不舒适阈异常低的患者。

（5）言语分辨率低导致好耳功能退化的患者。

（6）正在治疗中的患耳（突发性聋、急性炎症、头晕、头痛等），近3个月有波动性听力的患者。

122.单耳选配助听器的注意事项有哪些？

双耳佩戴助听器有利于声源的定位，扩大听觉动态范围，提高在噪声环境下的言语识别清晰度。听力损失越重，双耳佩戴助听器就显得越重要。一般来说，只要双耳听力下降并无选配禁忌，都建议患者双耳佩戴助听器。

如果存在以下情况之一的，一般建议单侧验配助听器，否则应该双耳验配助听器：①一侧听力损失，另一侧无残余听力；②一侧听觉动态范围非常小，极易复听；③一侧听力退化，差耳放大使得好耳的听力变差；④中枢听觉功能降低导致的双耳听觉不如使用一侧单独听声效果好；⑤双耳交替听取同一纯音时感觉为不同的音调；⑥心理因素，如美观等。确因经济条件有限的，可单耳验配，但医生应向患者及其家属详细阐述单、双耳佩戴助听器的优缺点。

侧别选择应以最大程度地提高患者的言语识别能力为原则：双耳听阈（听力级）小于或等于50分贝时，一般选择听力稍差的一侧验配；双耳听阈（听力级）均大于50分贝时，应选择听力较好的一侧验配；双耳听阈相差不多时，选择言语识别率相对较好的一侧验配。此外，听障病程长短或日常惯用耳也是单耳验配侧别选择时应考虑的因素。

123.双耳选配助听器的优势有哪些？

双耳选配助听器的优势表现在以下几个方面：

（1）增强双耳整合作用。双耳对声音信息的整合作用可增加6~8分贝。

（2）减少头影效应。头影效应是指声波从一侧绕过头颅抵达对侧耳时可损失6~8分贝，而尤以频率为1 500~2 000赫兹的言语声波损失最为明显，可达10~16分贝。在噪声环境中，噪声进入对侧耳的速度比绕射过来的声音的速度要快，故可使患者的言语辨别率明显下降。上述6~16分贝的言语频率范围内的听力损失对耳聋患者分辨言语具有重要意义。

（3）降低噪声4分贝。由于提高了信噪比，双耳选配助听器使耳聋患者的言语分辨率提高了20%，所以在嘈杂的噪声环境中使用双耳助听器，对言语的分辨能力要比单耳助听器具有更大的优越性。

（4）充分发挥听觉中枢的功能。由于大脑左侧皮质听觉中枢选择性地处理言语声信息，右侧皮质听觉中枢选择性地处理音乐声信息，所以双耳助听可以充分发挥大脑皮质听觉中枢的功能特性。

（5）声源定向更具优势。声源定向如空间定向、寻找目标，在人类日常生活中具有重要意义，特别是在逃避灾害和危险等时，都离不开双耳的声源定向作用。

（6）立体声效果更好。双耳佩戴助听器后，患者可以感受到立体声效果，在听调频立体声广播、音响、电视伴音时，能充分感受到它的优越性。

（7）避免迟发性听觉剥夺效应，延缓听觉中枢功能衰退，提高聆听舒适度。

（8）抑制耳鸣现象。60%的耳鸣患者表示双耳佩戴助听器可以减轻耳鸣，只有13%的耳鸣患者表示单耳佩戴助听器可以减轻耳鸣，只有极少数表示助听器可能加重耳鸣。因此，双耳佩戴助听器可以掩蔽甚至抑制耳鸣。

（9）预防单侧性听觉疲劳及减轻堵耳效应等。

124. 什么是迟发性听觉剥夺？

患者单耳佩戴助听器以后，随着时间的延长，未助听耳对语言的理解能力会逐渐下降，言语分辨率也会产生渐进性的衰退，这种现象叫作迟发性听觉剥夺。

未助听耳的听觉剥夺现象在各个年龄阶层都有发生。调查发现，剥夺现象在患者单耳佩戴助听器一年以后就可以出现了。听觉剥夺提示听觉系统具有可塑性，当输入信号发生改变时，神经系统会重组这些信号。听觉剥夺现象在中、重度听力损失患者中最为常见。

未助听耳听觉剥夺的程度取决于助听耳的听力损失程度，当助听耳传送的信息大到足够使大脑忽视了未助听耳时，听觉剥夺就发生了。双耳佩戴助听器是有可能恢复未助听耳的言语分辨能力的，听力的恢复只有在双耳佩戴助听器后好几个月甚至好几年才可能出现。

125. 为什么一部分患者佩戴助听器后感到有回声？

正常人如果用手指或其他东西阻塞耳道，说话时会感到自己说话有回声，“嗡嗡”得就像在木桶中说话一样，医学上将这种现象称为“堵耳效应”，这是因为正常情况下，气导和骨导成分是平衡的。当封闭外耳道后，自己说话的声音主要经中耳和颅骨传导，相当于骨导成分突然加强，听起来就会觉得有回声。戴上助听器后，即使还没有打开开关，也会出现回声。这在定制式助听器中更加明显，一般我们通过在定制机上制作通气孔来解决这一现象。但对于堵耳效应比较严重的，患者可以考虑选配其他型号的助听器。

126. 听觉疲劳会导致永久性聋吗？

强噪声环境常常使人感到刺耳难受，待一段时间出来后，人会感到听觉变得迟钝，原来能听见的轻微的声音也听不见了，这是因为听阈上移导致的听力下降，只要离开噪声环境休息一段时间，人的听觉就会逐渐恢复原状。这种现象称为暂时性听力偏移，也叫作听觉疲劳。

听觉疲劳可引起暂时性的阈值上移，但如果人长期暴露在噪声环境中，久而久之会形成永久性的听力损失。一段时间内持续性的阈上声强刺激可引起听觉疲劳，但它只是暂时性的生理现象，听觉器官并没有受到损害。若长年累月地在强噪声条件下工作，人的内耳听觉器官因经常受到强噪声刺激，这种听觉疲劳就会固定下来，不会再恢复正常，也就产生了永久性的听力下降或听阈偏移，形成永久性聋。

127. 佩戴助听器会使耳朵发炎吗？

关于佩戴助听器是否会使耳朵发炎，要视情况而定。

由于佩戴助听器会导致外耳道环境改变，如果佩戴者有感冒或身体抵抗力差的情况，就可能会引起外耳道发炎。这时候就应该尽量避免使用助听器，待炎症愈合后再佩戴助听器。助听器本身不会引起耳朵发炎。

128. 助听器会不会让人越戴越聋？

助听器不会让人越戴越聋的。

耳聋后经过药物和手术治疗不能恢复者，应尽早佩戴助听器，就像眼睛近视应尽量早配眼镜一样。助听器能不断刺激听觉神经，尽量保护残余听力。如果等到耳聋严重到听不清楚声音时才佩戴助听器，效果就没有以前好了。尽早地科学地使用助听器，会增加耳朵的使用频率，残余听力因受到保护而不至于进一步产生失用性退化（听觉功能剥夺）。否则只会加速听觉退化的过程，所以尽早戴助听器是十分重要的。

当然，有一种情况例外，那就是耳聋患者佩戴了不适合的助听器。如果助听器选配得不好，或随便买了一个，与患耳的听力补偿不合适，就有可能对听力造成有害影响。所以，助听器需要验配。确切地说，只有佩戴经过准确验配的、适合的、质量合格的助听器，才不会加重耳聋的程度，才有利于减缓耳聋进程。

129.如何正确看待助听器的作用?

客观地讲，助听器的确有效，但助听器的作用也是有限的。

助听器可以根据使用者的听力损失情况有选择地放大不同频率的声音（比如，对高频听力损失重的患者，高频多放大；对低频听力损失重的患者，则更多地放大低频），努力保证使用者既能听得到又尽量能听清。绝大多数助听器都有重点地放大语言频率，以保证患者能正常沟通。

然而，助听器解决不了耳聋患者存在的全部问题。比如，助听器对频率超过10 000赫兹的声音很少有反应。从这个意义上讲，耳聋患者无论佩戴多好的助听器，也不会获得比正常人更好的听力，认为佩戴助听器后就不再有听觉障碍的想法是完全不现实的。

助听器对传导性聋的助听效果最好，对混合性聋的效果次之，对感音性聋相对要差些。比如，同样是60分贝的平均听力损失，助听器对传导性聋患者的助听效果就比对感音神经性聋患者的好。同样的听力损失程度，对言语分辨率高的人的助听效果就好，其所需要适应的时间也短。多数神经性聋患者都有不同程度的听觉分辨能力的损失，当损失的不多时，助听器可以补偿；若损失得过于严重（这种情况多见于听觉中枢有障碍），助听器也无能为力，毕竟助听器还不能取代大脑皮层的作用。

环境因素也会影响助听器的效果。通常情况下，助听器会将收集到的所有声音一视同仁地统统放大，如在街上，助听器既放大了交谈声，也放大了汽车经过时的噪声。但当一对一安静交谈时，助听器的作用则令人满意。助听器的使用还有一个“有效”距离，传统的助听器的这个距离大约在2米以内，指向性、部分数码编程、数字式等助听器的“有效”距离可以稍远些。

佩戴助听器后，患者可以接打电话和观看电视。患者可以选择专门有电视、电话功能的助听器或者辅助性配件，效果会更加理想。但如果希望佩戴助听器后就能像以前一样欣赏戏曲和音乐，这恐怕不易实现。韵律可以明确地被助听器感知，但“味道”总有些不足。对于一些高频乐器的声音，助听器“听”不好，且以往的“字正腔圆”现在听起来会有些“变调”。对于看电视和听收音机，不同的人也有不同的感受，约有一半的人认为不太满意。这是因为电视机与收音机发出的声音信号已经与原有的声音不同，而通过助听器放大后的声音信号会再次改变、再次“失真”，两次“失真”导致一部分使用者听不太清楚。

有鉴于此，准备佩戴助听器的人们一定要对助听的效果有一个正确的期望值。

130.为幼儿选配助听器时应该注意些什么?

幼儿（一般指学龄前的儿童）选配助听器越早，对幼儿的成长发育越好。刚出生的婴儿一旦被诊断存在中重度听力障碍，就需要尽快选配助听器。如果错过听力发育的最佳时期，即使以后再佩戴助听器，效果也将大打折扣。幼儿的听觉中枢、语言中枢的发育都是有最佳阶段的，错过这一阶段，发育的可塑性就会明显变小，而这些中枢发育的适宜刺激就是声音。幼儿助听器佩戴得越早，接受声音刺激就越早，这些中枢的开发也就越早。实践证明，早佩戴助听器的幼儿在听觉能力、语言能力、学习能力等方面的康复效果比晚佩戴助听器的幼儿要好得多。

为幼儿选配助听器时，应注意以下几个方面：

（1）由于幼儿难以主观配合，其听力状况难以获得，更别说准确，一定要选择主、客观检查交叉验证的方法来获得其准确的听力结果。

（2）如果可能，应双耳佩戴助听器。

（3）耳背式助听器适合年龄较小的幼儿，最好还要使用耳模。

（4）最好选用数码编程式助听器。

（5）随时细心观察幼儿佩戴助听器后的听觉反应，经常为幼儿检查听力，以随时根据他们的反应调整助听器的性能。

（6）每天早晨起床后对幼儿佩戴的助听器进行检查，检查的内容主要有：电池是否有电、助听器发出的声音是否正常、是否有声反馈啸叫、耳模是否合适、耳道和耳郭的皮肤有无异常改变等。因为幼儿特别是初次佩戴助听器的幼儿对声音的认识并不深刻，对助听器工作状态的异常也不敏感，如果家长不做晨检，不能发现问题并及时纠正，就达不到佩戴助听器的目的了。

131. 为老年人验配助听器时应该注意些什么?

为老年人验配助听器有两个问题需要注意。

首先是听觉分辨能力的问题。不少老年人总在抱怨“听得见却听不清”，这是由于听觉中枢的老化导致的听觉分辨能力下降明显，所以老年人应该使用质量上乘且具有较高清晰度的助听器。

其次是助听器的操作问题。部分老年人的动作协调性退化，特别是手指的灵敏度不高，这给他们操作和调节助听器带来了障碍。因此，简便的操作方式和较大、易于调节的控制旋钮对老年助听器使用者而言非常重要。

132. 戴上助听器后会不会“摘不下来”?

听力正常的人不会佩戴助听器，因此也不会产生依赖行为，因为他们根本不需要助听器的帮助。一些听力损失并不严重的助听器使用者也只是在必要的场合（如会客或主持某些会议）才使用助听器，并非“摘不下来”。部分使用者一旦佩戴便再也离不开助听器，这是因为这部分患者通过佩戴助听器获得了很大益处。这意味着助听器发挥了应有的作用，极大地改善了使用者的听觉状况，这显然是好事。

133.各种助听器的特点是什么?

助听器按照调节方式不同，可分为手动调节助听器和电脑编程调节助听器；按照信号处理方式不同，可分为模拟助听器和数字助听器。所以目前市场上的助听器可归为四类：手动模拟助听器、手动数字助听器、模拟编程助听器、数字编程助听器。

助听器使用者所处的声学环境是变化的，不同声学环境对助听器的性能要求不一样。传统的助听器只有一套频率响应曲线（助听器对每个频率的放大量），无法快速适应环境的变化。数字编程式助听器可适用于不同程度、不同听力曲线类型的多套程序设置，这些设置是通过电脑来实现的，可以控制的助听器参数多达几十种，能给予患者更加精确的听力补偿，能有效保护残余听力，可适用于不同的环境。目前数字编程助听器最为普遍，性能也最佳。

目前市面上常用的几类助听器的特点如下：

（1）盒式助听器适用于耳聋程度极重的聋人。该类助听器机体大，便于安装零部件，电池多选择普通F电池（扁形电池），费用低，易于维修且维修费用便宜，调节旋钮大，便于操作，特别适合手指灵活性差的老年聋人使用。但是，盒式助听器也有不少缺点，如有摩擦声、音质差、听声不自然、有线佩戴不方便、体积比较大、不隐蔽、使用不当会对听力形成二次损伤等。

（2）耳背式助听器是戴在耳朵背后的，体积小巧，既有佩戴方便的优势，又可以产生方向感（双耳佩戴时），且功率设计较大，功能设置较全，也不太贵，应该是比较理想的产品。这种助听器可连接外来声源，如听力设备、语训系统等。但是耳背式助听器不够隐形、易受潮。

（3）定制式助听器是根据每个人的耳道而专门定制的，它按体积大小可分为耳甲腔式、半耳式、耳道式、深耳道式、隐形式助听器。由于是定制的，助听器的性能与使用者的听力状况更加吻合。定制式助听器具有体积小、重量轻、失真少、噪声低、戴用隐蔽舒适的特点。定制式助听器的不足在于价格较高，且有部分使用者可能会产生堵塞感，需进行适应性训练；易发生啸叫；功率不能做得太大。

134.儿童能验配定制式助听器吗？

儿童能验配定制式助听器。但由于儿童的耳道较小，所以外观效果要相对差些。儿童的耳道随着年龄的增长而发育，如果出现声反馈（啸叫），就需要及时更换外壳。

135.哪些人不适合选配定制式助听器？

耳道闭锁、狭窄、中耳反复流脓、极重度听力损失、部分耳道动过手术的患者等不适合选配定制式助听器。这类人佩戴定制机的效果可能较差。

136.定制式助听器能当场做好吗？

定制式助听器的制作是需要一定的设备的，制作也比较费时，如果患者不是很着急取机的话，建议寄到相应的公司制作，公司有完整的制作设备、严格的品质检验程序。一般在公司制作需7~10天。

137. 如果患者在验配定制式助听器后的听力损失加重了，已配的助听器是否就无用了?

如果患者在验配定制式助听器后出现听力损失加重的情况，要视情况决定已配的助听器是否有用。

如果患者配的是编程机，只要重新测试一下听力，让验配师为其重新编程即可再用。当然了，如果患者的听力已超出助听器的功率，就需要重新选配助听器了。

138. 如果患者在验配助听器后的耳道有所改变，已配的助听器是否就无用了?

即使患者在验配助听器后出现耳道改变的情况，已配的助听器仍有用。只需让听力师再为其取一个耳模，重新制作一个外壳便可以了。

139. 什么是助听器的采样率?

采样率是指每秒从连续信号中提取并组成离散信号的采样个数，它的单位用赫兹（Hz）来表示。类似于相机的像素，助听器的采样率是指单位时间内助听器对声音处理的次数，采样率越高，声音失真度就越小，清晰度也就越高。

另外，一个数字助听器的采样率高低，直接关系到它的最高还原频率值。例如，助听器用32 000赫兹的采样率进行采样，则可还原最高为16 000赫兹频率的声音，而这个值接近于人耳的听觉极限，能真实再现世界上所有人能辨别的声音，具有32 000赫兹采样率的助听器的声音失真度很小、清晰度很高。

140. 助听器的通道数越多越好吗?

通道数多的助听器能提供更加精确的声音放大效果。通道越多，频率响应曲线的调节越方便，对不同听力曲线的补偿就越精细，助听效果也就越好。

如果患者听力下降的曲线是比较平坦的，就没有必要选择多通道数字助听器。

但是，通道数越多，会使原来语言中跌宕起伏的特点变得平缓（音节的强度差），而且助听器的耗电量也会增加。有研究表明，对于多数耳聋患者而言，3~4通道的助听器已经能够满足其听力需求了。

141. 什么是助听器压缩技术？

助听器压缩技术，即非线性放大，是指通过人为或自动改变压缩拐点和压缩比，控制不同强度输入信号的增益量。该技术不仅使大声能被接受，而且使环境噪声和麦克风噪声也不再成为一种干扰，这大大提高了听力受损人士的听觉满意度。

142. 合格印模的标准是什么？

合格印模的标准包括：

（1）耳道完整，有第2弯。

（2）耳道口完整，无缺损。

（3）耳轮完整，包含所有曲线。

（4）耳屏清楚。

（5）耳甲腔完整。

（6）印模表面应光滑，无隆起、凹陷、裂痕或气泡。如果印模上某处有空洞，必须再检查一下耳道，核实一下是否在耳道上有相应的凸起，如有，应在申请单上注明。

143. 通气孔的作用是什么？

任何耳模都会产生堵耳效应，但如果有通气孔，这种效应就会大大减少。通气孔的大小决定了保留耳道共振功能的强弱，低频声容易从通气孔泄漏出去，使高频相对增强。大的平行通气孔对频率响应（指在助听器放大的时候，各个频率声音强度的表现程度，是助听器的重要参数）的影响是最大的。小的通气孔能够减压，但不能改变增益和输出。外通气孔常用于不做常规通气孔的耳甲腔式或耳道式助听器。

144.佩戴助听器时为何会产生啸叫？

佩戴助听器产生啸叫的情况有两大类：

一是助听器内部出现了问题，我们习惯上称之为内部声反馈。有内部声反馈的助听器一般需要开机修理。由于定制式助听器中的受话器位置无法固定，因此定制式助听器比较容易出现内部声反馈，但这一问题一般在出厂时就已经很好地被解决了。

二是耳模与耳道接触部位封闭不严，放大后的声音从缝隙中泄漏了出来，我们习惯上称之为外部反馈或简单地称之为反馈。放大的声音泄漏出来后再次回到输入口（麦克风）时会被二次放大、三次放大……声音会越来越大，直到达到了助听器的输出极限。由于达到了极限，助听器会输出连续的放大信号，这样就产生了啸叫。

145.如何维护与保养助听器？

助听器的设计寿命一般在5~10年，如果使用得当、维护及时，可以明显地延长助听器的使用寿命。就定制式助听器而言，使用5~6年是正常的。

助听器是电子产品，怕潮湿、怕磕碰、不耐高温、不防强磁场是它们共同的弱点，使用时要格外小心。当使用者要洗脸、洗头发、剃胡须、梳头、喷发胶、洗澡、游泳或从头上脱衣服时，应先取下助听器。要避免助听器摔落碰到硬物，使用者取戴时最好坐在床上或沙发上等柔软的地方。不要让助听器靠近热源或在太阳下直晒。

电池是各类助听器的能源，应及时更换。助听器较长时间不用时切记要取出电池，以免因电池液漏出而腐蚀助听器。睡觉时需要将助听器摘下，打开电池仓门，放在干燥盒内。平时助听器在佩戴后要及时放在干燥盒里干燥，夏天容易出汗的话放在电子干燥盒里，每周干燥2次。助听器受潮后，如果离售后服务中心比较近的话，可以拿过去用除湿仪干燥保养，建议至少3个月到服务中心保养一次助听器。

保持外耳道及助听器的清洁，不仅可以提高助听器声音的清晰度，还可以延长助听器的使用寿命。擦洗助听器要用柔软的布，清除助听器上的耳垢需要特殊的工具。

定制式助听器因体积小、易丢失，使用者应将摘下的助听器放入助听器专用的包装袋或盒子，并放在固定处，以避免因随手乱放而导致助听器丢失，从而带来使用不便和不必要的经济损失。

遇到故障时，应将助听器送到原验配点或生产厂家维修，不要自行拆开或自行修理。

146.如何正确使用助听器的电池？

助听器的电池应保存在凉爽干燥的地方。如果长期不用助听器，最好把电池取出来，以免电池漏液腐蚀电池接触板。如果电池暴露在潮湿的空气中，要定期擦拭，不要将锌空气电池放在干燥盒内，使用时要撕掉粘在电池负极上的纸片。晚上取下助听器后，用测电计测一下电量，而不要等到第2天早上才测，因为电池经过一个晚上后电量会有所恢复。

电池实际使用时长与助听器的型号、增益、听力损失程度、气候及使用助听器时调节的音量大小等因素有关，不同因素下的电池使用时长差别非常大。一般地，助听器所用电池的电量越大，听力损失越小，电池使用的时间就越长。从我们了解的实际使用情况来看，以下常用的电池型号及其使用时长可供您参考：

（1）A675型电池：一般使用6~50天，大多数用20~30天。

（2）A13型电池：一般使用6~30天，大多数用10~20天。

（3）A312型电池：一般使用6~18天，大多数用8~15天。

（4）A10型电池：一般使用5~12天，大多数用7~10天。

助听器是精密电子设备，对电池的电压和电量有严格的要求，因此必须使用助听器专属的电池。电池需要在专业的助听器门店购买。助听器的电池都是专用的锌空气电池，电池长时间存放时会因与空气接触而逐渐放电失效，因此建议使用者一次不要购买过多，一般购买满足3个月使用的量就可以了。

147. 助听器佩戴初期，使用者该如何适应？

使用者在佩戴了新的助听器后也许会感到有些不习惯，

要使大脑重新适应助听器听到的声音，一般要花几周的时间。使用者要有耐心地多加练习。佩戴初期需要时间来适应大量陌生的声音，另外也许会听见一些不想听到的声音，如冰箱、空调工作时的声音和汽车声，但使用者必须要经历这个过程。佩戴助听器的时间越久，使用者的适应能力也就越强。使用者一般需要4周的轻松锻炼来适应新的助听器。

第1周（听觉注意期）：每天佩戴助听器1~2小时。使用者要待在家中重新熟悉和分辨各种声音，比如，厨房的做饭声、吸尘器工作时的声音、与家人交谈的声音。由于耳聋患者长期处于“安静”的状态，佩戴助听器后听到外界的各种声音会有所不适应，但要坚持佩戴，不要灰心。

第2周（听觉识辨期）：每天佩戴助听器2~3小时。学会集中精力去听想要听的声音，并把要听的声音从背景声音中提取出来。使用者还可以戴上助听器外出，到安静的场所去聆听，如到公园里听听打太极拳的音乐。这时可能会发现，一些原来听不到的声音现在能听到了，或者有些声音会比以前听得更清楚。

第3周（听觉锻炼期）：每天戴助听器3~4小时。使用者可以戴着助听器适当出入各种公共场所（如菜市场、商场），锻炼听清自己的讲话声。在室外可以和多人交谈，学会看着别人的脸、唇听话，以提高视觉听觉能力。在这一阶段，使用者应多和朋友、亲人交流，但不应长时间交谈，以避免听觉疲劳。

第4周（回归本能期）：每天佩戴助听器6小时以上。使用者可以一整天戴着助听器看电视、听音乐，出入各种公共场所（除了剧烈运动、睡觉、洗头、洗澡等）。本周结束后请记录下使用过程中的问题和不满意的地方，去听力康复中心复查并重新调试、评估助听器。

148.怎样简易评价儿童佩戴助听器后的听力补偿效果?

对于6个月以内的婴儿，可以通过观察其听到声音后出现的反应来了解，如身体抖动、眼睑开闭、呼吸节奏改变、吸吮动作等。

对于6个月以上3岁以内的儿童，可以通过观察其是否可以主动寻找声源来判断其是否能听到声音，根据所给声音的大小可以判断助听器的效果。

对于3岁以后的儿童，可以用游戏测听的方法去判断助听器的效果。

更大儿童的助听器效果评价可以通过言语测试进行。值得指出的是，刚佩戴助听器的儿童对声音的反应灵敏度有一个提高过程，这个过程的长短因人而异，千万不能因为没有出现“立竿见影”的效果而丧失信心。

149.怎样帮助孩子正确使用助听器?

给孩子戴上助听器后，家长要耐心帮助孩子熟悉助听器，适应助听器的声音。引导得法的话，一般需要2~3个月，甚至更短的时间。家长应从以下几个方面耐心帮助孩子熟悉使用助听器：

（1）助听器的音量应由小到大。开始时，先把助听器的音量调小，然后逐渐增大，以便孩子适应。

（2）佩戴时长应由短到长，直到孩子对助听器产生好感。初戴助听器时，要根据孩子的适应能力调整佩戴时长，切忌强求孩子佩戴助听器。初次佩戴助听器建议每天不超过2小时，然后可以根据孩子的适应情况逐步延长佩戴时间，也可以只在某些有需要的环境下佩戴助听器。只要孩子不存在耳朵疲劳或不舒适的情况，可以全天佩戴助听器。

训练地点要从安静的室内逐渐过渡到室外，以培养孩子去适应各种声音。可以先把孩子带到比较安静的房间，说一些他比较熟悉的事物，让他玩熟悉的有声玩具，收听广播或收看电视。让孩子在房间的不同地点发声，引导孩子对声音产生直觉感和方位感。还可以带孩子到厨房，让他听听切菜、做饭、碗筷碰撞声、自来水流动声等各种响声，培养他对语言之外的其他声音的感觉。此外，带孩子上街玩耍或买东西，这时会遇到各种吵闹的环境，要观察孩子的反应。

经过一两周的适应以后，如果孩子能够习惯使用助听器，就可以说明助听器选配大致成功。如果孩子对声音的反应仍比较差，就要先检查一下助听器是否正常工作、音量开得够不够大、电池是否需要更换，否则就有可能是助听器未选配适当的原因。

150. 戴上助听器能听到声音就一定能听懂语言吗?

戴上助听器能听到声音，但不一定能听懂语言。

要使患者听到声音相对较容易，即使仅有较少残余听力的患者，经助听器帮助后也能听到声音，但要能听懂声音并不容易。能听清楚声音是听懂语言的关键，在听清楚的基础上，还要经过训练学习，患者才能真正理解语言。就像一个从没接触过英语的人，当他听到英语时也仅仅是听到了声音，但并不理解是什么意思。此外，由于人们的说话声音属于复合音，由低频、中频、高频构成，多数感音神经性聋患者只能听到正常语言声中的部分内容，所以这类患者也会感觉可以听到声音而听不清在说什么。

要解决这一问题，首先应请专业人员测定患者听力损失的程度，为其选配适宜的助听器，然后对其进行听力训练和语言学习，这样就可以使患者最大限度地听到声音和听懂语言了。

151. 聋儿成功康复的因素有哪些？

聋儿成功康复的因素包括：

（1）早发现和早干预。发现、干预得越早，聋儿的语言水平就会越接近正常儿童的语言水平。

（2）有较好的残余听力。

（3）接受有经验的听力学专业人员的指导与训练。

（4）语言康复训练。语言康复师应当具备儿童教育心理学、语言学、临床听力学知识，娴熟的语言矫治技巧及高超的语言训练水平。聋儿开口越快，语言清晰度越高，其语言交流水平越容易接近或达到正常水平。

（5）家长的信念。聋儿从对声音有反应到听懂语言，从咿呀学语到开口说话，再到口齿清楚、语言流畅，直到走进社会进行正常的语言交流，这一过程会比正常儿童更加艰辛，因此家长必须坚定信念。

（6）社会的关怀。

152. 助听器是不是越贵越好？

适合自己的助听器才是最好的。

虽然价格越高的助听器，对复杂环境下的声音的处理能力越强，音质越好，舒适度也越高，但也要根据具体的情况和实际的需求来定。毕竟每个人的生活、工作环境都不同，所以适合自己的才是最好的。

153. 家里其他人刚买的助听器不用了，我可以戴吗？

一般情况下，不建议佩戴别人的助听器。

如果是老式手动调节的助听器，可以根据听声音时的舒适程度进行音量调节后再佩戴。如果是全数字式的助听器，就要去验配中心检查听力，根据您的听力结果在电脑上进行助听器编程调试，然后佩戴。如果是定制式助听器，不仅需要检查您的听力和电脑调试，还要重新取耳模，返回厂家重新制作外壳才能使用，这会产生一定的费用。

154. 可以帮家人代买助听器吗？

一般不建议替别人购买助听器。现在的助听器多是全数字智能助听器，需要根据患者的听力损失情况进行编程调试，还需要在实际试戴过程中对助听器进行精细调节，因此最好本人亲自来试戴和购买。

155.聋人为什么还怕吵?

一般情况下，我们会认为耳聋的人听不见低的声音，要声音大些才能听见。其实不然，很多聋人非常怕吵，不愿意听大点的声音。0分贝的声音（0分贝不是没有声音，它的声音大小相当于3米外一只蚊子在飞的声音）是正常人勉强能听到的，正常人最高的忍受极限是120分贝，0~120分贝是我们正常人聆听声音的范围，称为“听觉动态范围”。

绝大部分聋人，特别是感音神经性聋患者对过大声音的忍受能力并不比正常听力者好，甚至更差。这是因为他们的听觉动态范围不同程度地变窄了，有时甚至会窄到不足5分贝。也就是说，减小5分贝听不见，加大5分贝又受不了。因此，许多聋人比正常听力者还怕吵。

耳聋后怕吵，术语称为“重振”（复响）。重振是伴随听力损失而来的一种病理反应，是指随声强增加，响度感觉较正常人异常快速增长的现象。重振的本质是内耳内、外毛细胞协作失调。重振现象的存在，是导致耳聋患者怕吵的根本原因。此外，为有重振症状的患者选择助听器时一定要注意限制其最大声输出。

156.耳聋会逐渐加重吗?

少数耳聋患者，如突发性聋或者处于中耳炎症活动期的耳聋患者，经过治疗有可能逐渐好转，甚至痊愈。但绝大多数耳聋是不会好转的，并可能逐渐向坏的方面发展。有些耳聋发展缓慢，有些则发展很快。最容易理解的影响耳聋程度的因素是年龄。随着年龄的增长，即使正常人的听力也有可能下降。“废用”也是原因之一。当耳聋严重到一定程度以后，患者会逐渐厌恶与他人交往，电视恐怕也看得少了，或许是听不清，或许是怕震耳（重振现象），或许是不愿音量太大而影响家人。听得少意味着听神经接受的刺激少，或者说“失用”。而人体，无论哪一个部分“失用”，最终都会导致功能的退化。

157.耳聋有什么危害?

耳聋会导致听力障碍、沟通障碍和心理障碍。

（1）听力障碍：正常情况下，我们的听力能区分出几十万种声音的细微差别。一旦出现了听力障碍，问题比我们想象的要严重。听不见汽车鸣笛就容易出交通事故，听不见敲门声就不知道有客人来访，听不见电话铃声就无法与亲朋好友交换信息，看电视听不清对话就搞不明白前因后果。还有更重要的一点，听不到声音会使我们失去安全感。

（2）沟通障碍：耳聋导致的问题更多的是沟通的问题，耳聋的危害也更多的是由沟通障碍派生出来的。非常现实的一个例子是，听力障碍使得幼儿无法正常地感知和学习语言，而没有语言的支持，他们就无法和周围社会正常地沟通，最终导致无法挽回的严重后果。对于已经掌握了语言的成年人，听力障碍会导致他们沟通失败，打岔、误解、要求重复、答非所问是最常见的情况。

（3）心理障碍：沟通障碍最终会引起心理障碍，或者说影响心理健康。原本脾气暴躁者，由于长时间的沟通障碍会变得更加偏激、固执、怪僻、多疑。原本天性平和者，也会因为害怕听不见别人打招呼而被误解为架子大，无时无刻不小心翼翼，唯恐交谈时因要求对方重复太多而遭人嫌弃，害怕听不准而造成误会。无论脾气秉性如何，耳聋患者经常会逐渐避开与他人交流，封闭自我。部分患者最终甚至会因为耳聋而精神崩溃。

158. 为什么患者会出现听得见却根本听不清的情况?

如果听觉中枢出了严重问题，患者的纯音听力图虽然可以像正常人一样，但听觉分辨能力却大幅度下降以至根本听不清。听觉中枢出问题的情况，医生们称之为中枢性聋。典型的中枢性聋患者很难分辨出两种不同声音之间的差异。分辨声音和分辨声调对我们来说十分重要。比如，“爸爸”和“妈妈”对我们来说不仅是音的不同，含义也不相同；再比如“妈”和“马”，尽管两者在语音学方面的差异仅仅是声调的不同，但意思却相差甚远。如果患者完全听不出“爸”“妈”“马”等不同语音的差异，当然就无法区分其含义，语言及语言沟通也就变得没有太多的实际意义了。几乎每一位感音神经性聋患者在声音分辨能力方面都有一定程度的损失，而且这种损失会随着时间的推移而逐渐发展。因此，感音神经性聋患者应尽早佩戴助听器，维持听觉中枢的刺激状态，这对延缓听觉分辨能力的退化有益无害。

159.家人和朋友应如何关心与帮助助听器佩戴者？

许多听力损失人士的家人和朋友错误地认为，佩戴助听器便可以帮助听力损失人士获得正常的听力，他们希望听力损失人士戴上助听器后就能立竿见影，解决长期困扰他们的问题。事实上，戴上助听器仅仅是听力康复过程的开始，要成为成功的助听器佩戴者还需要做很多努力，包括习惯新的声音及音色的变化，更包括重新建立交流时的自信心。朋友和家人应该体谅听力损失人士为克服交流困难所做的努力，并逐步帮助他们克服困难。帮助助听器佩戴者实现轻松交谈的方法包括：

（1）在传达信息之前先让听力损失人士集中注意力。

（2）无论站立或坐下都要面对听力损失人士。

（3）讲话要清楚，不要口含食物或香烟等，这样会影响听力损失人士看口型。

（4）利用手势和面部表情帮助其理解。

（5）必要时降低背景噪声（如将电视机或收音机的声音调小，或者关上门以减少噪声）。

（6）避免同时与多人交谈。

（7）在餐馆及其他噪声环境时，尽量使患者远离噪声源。

160. 脑发育障碍的聋儿能佩戴助听器吗？

只要大脑发育障碍不是十分严重，经检查有可利用的残余听力，还是主张给这些聋儿佩戴助听器。因为聋儿的听力得到补偿后，不但其听觉中枢会受到直接的声音刺激，对其语言的学习也有帮助，而且还能间接地刺激其他感觉、运动中枢，有利于其智力的开发应用。

161. 孩子佩戴助听器后，家长应注意什么？

戴助听器像人们戴眼镜一样，都有一个适应过程。助听器是帮助孩子恢复听力的重要工具，是孩子不可不戴的必需品。孩子佩戴助听器后，家长应注意以下几个方面：

（1）有些孩子拒绝佩戴助听器，比如有的孩子一戴助听器就哭、闹或用手抓助听器。如果孩子出现这种情况，当家长的应当首先把助听器戴在自己的耳朵上，给孩子做个示范，家长要表示出很舒适、很开心的样子，或是用更好的方法去引导孩子建立戴助听器的兴趣，培养孩子戴助听器的良好习惯。

（2）注意摘戴前先把助听器的开关关上，当耳模和耳甲腔吻合戴牢后再打开开关。对于没有语言能力的孩子，音量调节要根据孩子的反应而定。音量过大，孩子会表现出惊恐不安的样子；音量太小，孩子没有反应。对于有语言能力的孩子，可以让其用简单的语言表示助听器好不好、有没有声音等问题。

（3）睡前关好助听器的开关，取下耳模及助听器，以免造成不良后果。因耳模较坚硬，易把外耳道压疼、压伤。

（4）在炎热的夏季，由于孩子不停地活动，容易出汗，汗水会沿电池盒浸入机芯，应采取恰当的保护措施，如用皮套、布套套在助听器上，预防汗水的侵蚀，以延长助听器的寿命。

（5）孩子初戴助听器时往往感觉不舒适，需要一个适应过程，一般在2周左右。这阶段家长应当注意三点：①刚开始要把助听器的音量调小，然后渐渐调大，以便于孩子适应；②戴助听器的时间应从短到长，比如第一天戴1~2小时，第二天戴2~3小时，根据孩子的适应能力逐渐延长时间，一直到孩子对戴助听器有好感，产生依赖为止；③训练地点要从安静的室内到室外的自然环境，以培养孩子去适应各种声音。

（6）孩子的听觉训练，应从婴幼儿期开始。家长可以将孩子抱在怀中，给他唱歌，或靠近孩子的耳朵说话，让他感受声音的振动，训练他对各种声音做出反应。一旦孩子能利用自己的残余听力辨认声源，他的听觉就开始发展了，此时应当培养他注意听更多的声音，识别每个发音的东西，必要时还可以让他边听边用手触摸发音的物体来感觉声音的振动。这些都是孩子听觉训练的重要组成部分。

（7）抓住孩子的视线。每当孩子看着您的时候，您就跟他说话，渐渐地，他的目光就会集中在您的脸上，养成注意看您口型的习惯，特别是当他发现看别人说话是件有意义的事情时，他的目光就会变得专注。注视口型、看人说话，是学习语言的重要组成部分。

（8）在日常生活中，有意识地让孩子听说话、学说话，教他认识事物，还应当教孩子唱儿歌、讲故事。

（9）家长应经常带孩子去些有趣的地方玩。可以去动物园、游乐场所等，还可以去田野或果园，感受春天满园盛开的鲜花、秋天串串成熟的果实。迷人的景色很能吸引孩子的兴趣。必要时带着孩子做些有趣的游戏。这些都是启发孩子说话的积极措施。

第六篇
耳聋预防篇

162. 导致神经性聋的原因有哪些？

导致神经性聋的原因包括：

（1）遗传：大部分遗传性聋为感音神经性聋。

（2）耳毒性药物：耳毒性药物会造成不可逆的听力下降。耳毒性药物有庆大霉素、链霉素、卡那霉素、利尿剂、奎宁、氯喹、避孕药、重金属制剂等，应当慎用。

（3）噪声：过强的噪声会对内耳听觉器官产生损害，导致神经性聋。

（4）感染与疾病：流行性脑脊髓膜炎、麻疹、流行性腮腺炎、风疹、感冒等疾病可使神经节细胞变性萎缩或溶解，也可能损伤听神经而导致神经性聋。

（5）外伤：颅脑外伤、内耳受损、突然爆震或气压突然变化可引起神经性耳聋。

（6）突发性聋：因为精神紧张、压力过大及情绪激动可使听力短期内下降，造成神经性聋。

（7）老年性聋：衰老引起血管硬化、内耳供血不足、发生退行性病变等导致神经性聋。

（8）自身免疫性感音神经性聋：由于自身免疫障碍致使内耳组织受损而引起的感音神经性聋。

163. 有哪些高危因素会影响新生儿的听力?

影响新生儿听力的高危因素包括：

（1）先天性耳聋家族史。

（2）母亲先天性宫内感染（如弓形虫感染、巨细胞病毒感染、风疹病毒感染、单纯疱疹病毒感染等）。

（3）新生儿的头、颈部（包括脸和耳）有先天畸形。

（4）新生儿出生时体重小于1 500克。

（5）高胆红素血症。

（6）产时严重窒息。

（7）化脓性脑膜炎。

（8）在新生儿重症监护病房（NICU）住院超过5天。

（9）母亲孕期内或新生儿出生后使用氨基糖苷类抗生素在1周以上或严重低体温（硬肿症）。

164. 什么是新生儿耳聋基因筛查?

新生儿耳聋基因筛查是指通过采集新生儿足跟血或脐带血提取DNA，对常见的耳聋易感基因进行检测。新生儿耳聋基因筛查可在早期明确新生儿是否携带遗传性致聋因素或风险，同时可以筛选出迟发性与药物性聋高危儿，实现早发现、早干预、早治疗，对于防聋治聋具有重要意义。

165. 新生儿听力筛查的过程有哪些?

初步筛查（初筛）：新生儿出生后3~5天，住院期间的听力筛查。

第二次筛查（复筛）：出生42天内的婴儿初筛没通过或初筛结果可疑，甚至初筛已经通过但属于听力损失高危儿的，如重症监护病房的婴儿，需要进行听力复筛。

确诊：未通过复筛的婴儿，都应在3月龄接受听力学和医学评估，确保在6月龄内确定其是否存在先天性或永久性听力损失，以便对其实施干预。有的地方还会在新生儿出生后3天，采足跟血进行耳聋基因筛查。无论听力筛查是否通过，耳聋基因筛查未通过者均应到门诊接受遗传咨询。

最后环节是干预措施，即采用何种方法及何时进行干预。干预措施包括医学干预、听力补偿或重建，以及听功能训练和语言康复训练。

166. 为什么新生儿听力筛查通过了还要进行耳聋基因筛查?

新生儿听力筛查通过了，只能说明孩子出生时听力正常，但是不能发现迟发性或隐性聋患儿。这就是为什么很多新生儿出生时听力正常，出生后因为一次感冒、意外磕碰或使用某种药物后，甚至没有什么特别原因突然发生耳聋的原因。如果通过耳聋基因筛查发现孩子是耳聋高危人群，就可以及时发现耳聋、及时干预，或通过避免使用某些药物而避免发生耳聋。

167.耳聋三级防控体系是什么?

一级预防控制：在孕前（也包括婚前）去做相关的遗传咨询等工作，具体措施包括健康教育、防止近亲婚配、婚前医学检查、孕前保健、遗传咨询等。

二级预防控制：包括孕早及中期母血清学产前筛查、唐氏筛查和母血胎儿游离DNA检测，早孕（停经11~13周）彩超测胎儿颈项透明层检查，胎儿系统性B超等。严重先天性心脏病及神经管畸形等在孕期22周左右时可通过超声筛查检出。筛查结果为高风险的孕妇需要做进一步的产前遗传学诊断，包括早期取羊绒毛、中期取羊水和中晚期取胎儿脐静脉血做胎儿染色体检测或基因突变分析，以减少严重缺陷儿的出生。

三级预防控制：在新生儿出生后对新生儿疾病进行早期筛查、诊断和干预，如新生儿遗传代谢病筛查、耳聋听力和基因检测、染色体微缺失微重复疾病检测等。

168.哪些人需要做耳聋基因检测?

需要做耳聋基因检测的人群如下：

（1）各种不明原因的听力损失人群，包括先天性听力损失人群和后天性听力损失人群。

（2）夫妻一方为耳聋患者，或家族中有先天性聋患者的人群。

（3）已经生育一个聋儿，计划再次生育的夫妇。

（4）婚恋时想规避生育聋儿风险的耳聋青年。

（5）希望了解自己致聋病因的耳聋患者。

（6）需要使用氨基糖苷类抗生素的人群，如用链霉素治疗结核病的患者。

（7）希望对新生儿进行耳聋风险评估的正常夫妇。

（8）家族中有不明原因或明确遗传性听力损失的听力正常人群，想检测自己是否为缺陷基因携带者的人群。

169.遗传性聋的致病原因有哪些？

导致遗传性聋的原因有四种：

（1）“隐形杀手”基因，孩子生下来就听力丧失，如果是纯合突变，几乎100%发病，只要携带就高度预警耳聋。

（2）“一巴掌打聋”基因（大前庭导水管综合征基因），一旦头部受到撞击或感冒发烧都可能诱发耳聋。

（3）“一针致聋性”基因，对应的是药物敏感性聋，这类耳聋对某些耳毒性药物极度敏感，注射氨基糖苷类抗生素可直接致聋。

（4）后天性逐渐加重的耳聋等。

170.最常见的耳聋基因有哪些？

研究表明，有将近60%的耳聋是由遗传因素引起的。已确定的耳聋基因多达200多种，而GJB2、SLC26A4、mtDNA12S rRNA引起的耳聋在耳聋致病原因中高达40%。

GJB2基因突变是最常见的致聋因素，可导致先天性重度、极重度聋。SLC26A4基因突变是第二大致聋因素，可引起大前庭导水管综合征性聋。由mtDNA12S rRNA（A1555G和C1494T）突变所导致的耳聋占1.87%。

171.耳聋基因检测的意义是什么？

正常人中约有5%的人携带有先天性耳聋基因，所以不仅聋人会生出耳聋的孩子，双方听力正常的夫妻也会生出耳聋的孩子。如果夫妻双方都携带有相同耳聋基因的话，那么他们的后代将会有25%的可能性出现耳聋。由此可见，耳聋基因检测的意义非常重大。耳聋基因检测的意义体现在以下几个方面：

（1）进行遗传咨询和婚育指导，预防遗传性聋发生，尽量避免聋儿出生，提高人口素质，减轻家庭和社会负担。家族中有亲人患有耳聋的年轻夫妇，在婚检或生育前可进行耳聋基因检查，有可能及早发现夫妻双方是否为同一耳聋突变基因携带者，从而通过遗传优生指导尽量避免聋儿的出生。通过耳聋基因检测结果的分析，不仅能确定遗传方式，还能计算耳聋再发风险，对患者及其家庭成员的患病风险、携带者风险、子代的再发风险做出准确的评估与解释。

（2）发现药物性聋易感人群，预防耳聋的发生。通过耳聋基因检查，能在第一时间发现和预警携带药物性聋敏感基因的个体，通过为携带者及其家人提供用药指导，如终生严格地禁用氨基糖苷类抗生素，可避免药物性聋的发生。

（3）明确病因，及早进行助听器或人工耳蜗植入的康复治疗，预测人工耳蜗的疗效，提高耳聋干预的依从性。

（4）早期发现迟发性聋，达到早期干预和预防听力下降的目的。

（5）对已生育聋儿的家庭进行再次生育的指导。

172. 父母听力正常，为什么会生出耳聋的孩子？

中国人群常见耳聋基因突变的携带率高达5%，正常听力的父母如果携带有遗传性聋基因，也将面临生育聋儿的风险。这种情况常见于常染色体隐性遗传性聋，父母双方分别携带同一基因上的致聋突变。隐性遗传的特点是个体携带双等位基因突变（纯合突变或复合杂合突变）才能表现出耳聋，而单等位基因突变（单杂合突变）携带者不会表现耳聋。父母会有25%的概率将两个突变的等位基因同时传递给后代，此时后代将出现耳聋；父母还有50%的概率将一个突变的等位基因传递给后代，这种情况下孩子和其父（母）一样，属于听力正常耳聋基因突变携带者；还有25%的概率是父母同时将正常的等位基因都传递给后代，这种情况下孩子的基因是完全正常的。

173. 聋人之间应该怎样婚配才能避免再次生育聋儿？

常见到有的聋人夫妻生育了一个听力正常的孩子，而有的聋人夫妻却生育了一个听力异常的孩子。现今可以通过基因检测预知后代的听力情况，理论上如果聋人夫妻双方是因同一个基因导致的耳聋，则后代患病风险为100%。通过耳聋基因检测，明确遗传性聋基因携带情况后，携带同样致聋基因的聋人最好避免婚配，因为他们之间生育聋儿的风险很高。

174. 是不是每个孕妇都需要做耳聋基因筛查？

每个孕妇都需要做耳聋基因筛查。

在我国，每100个人就有5个人携带耳聋基因，他们自身听力正常，但是当遇到携带有相同耳聋基因的伴侣后，就有较高生育耳聋孩子的风险。只有面向所有正常婚育人群的普遍性筛查，才能避免携带同样致聋基因的夫妇生育聋儿。聋儿一旦降生，将给家庭带来巨大的精神创伤与沉重的经济负担。

175. 出生时听力正常，是不是长大后就不会出现听力下降了？

出生时听力正常，长大后也会出现听力下降的问题。例如，有许多患大前庭导水管综合征等迟发性聋的患者，可能发生后天性听力下降直至全聋。

176. 女方婚前或者孕前做了耳聋基因检测，孩子还需要进行耳聋检测吗？

孩子的基因一半来自父亲，一半来自母亲，如果女方没通过检测，则需通过诊疗策略进一步检测男方耳聋基因携带情况；如果双方携带同种致聋基因突变，则需进一步明确孩子的耳聋基因携带情况；如果女方通过检测，但不能确定父方耳聋基因携带情况，孩子仍需要进行耳聋基因检测。

177. 耳聋遗传的方式有几种？

耳聋遗传的方式有常染色体隐性、常染色体显性、伴性遗传和线粒体遗传4种，临床上以常染色体隐性遗传多见。

GJB2、SLC26A4大部分病例表现为隐性遗传，即单个杂合不引起听力障碍，纯合或者复合杂合才表现出听力障碍。正常听力人群中有5%~6%的人携带有这两个基因，如果夫妻双方都为携带状态，那么生育的孩子有25%的概率为纯合或者复合杂合，即表现为听力障碍。

mtDNA12S rRNA为氨基糖苷类抗生素敏感基因，有该基因突变的人群对氨基糖苷类的抗生素尤其敏感，如果接受了这类抗生素的注射，往往表现为“一针致聋”。该基因是线粒体母系遗传，如果孕妇筛查出有该基因的突变，所生育的孩子均携带该基因的突变，以后应终身避免使用该类抗生素，所以该基因的筛查有较大的预警作用。

178.夫妻双方听力正常，孩子可以不做耳聋基因检测和听力筛查吗?

夫妻双方听力正常，孩子仍要做耳聋基因检测和听力筛查。

正常人群的耳聋基因携带率为5%，有大量听力正常的夫妇携带有致病基因但都还不知情，当夫妇同时把基因传给孩子时，孩子就有可能出现听力障碍。不做这两项检查就发现不了有听力损失的患儿，进而可能延误孩子的语言最佳发育时期（1~3岁），会对孩子的语言功能产生不可挽回的损失。

179.如何解读耳聋基因检测报告?

（1）四个耳聋基因的解读：①GJB2基因，4个位点，为常染色体隐性遗传，也是导致中国遗传性聋高发的最重要遗传因素；②GJB3基因，1个位点，为常染色体显性遗传，可导致迟发性聋，患者青少年时期听力正常，之后易出现双侧高频听力损失；③SLC26A4基因，2个位点，以常染色体隐性遗传为主，可引起先天性聋或迟发性聋，通常称为“一巴掌耳聋”；④mtDNA12S rRNA基因，2个位点，为母性遗传，女性携带者将100%突变传递给子代，患者出生时听力正常，亦可表现为迟发性聋，使用耳毒性药物后易出现听力损失，通常称为“一针致聋”。

（2）解读检测结果：野生型是指所研究的基因位点未

发生突变，为正常的。如果基因单位点纯合突变型为异常，则被检测者的听力会有问题。如果基因的多个位点杂合突变（如双杂合突变）为异常，则被检测者的听力会有问题。如果基因的单位点杂合突变，则被检测者为携带者，被检测者的听力会正常，但可以遗传给下一代。

180. 什么样的耳聋患者有可能是遗传因素引起的呢？

（1）出生时双侧听力筛查均未通过的患者。

（2）出生时听力是正常的，随着年龄的增长，在3~7岁或者青少年时期出现听力呈波段性下降，且病情难以逆转的患者。

（3）出生时听力是正常的，但在任何年龄阶段，应用氨基糖苷类药物出现听力下降的患者。

（4）出生时听力是正常的，但在1岁后出现高频感音性听力下降的患者。

181. 可以通过哪些途径帮助耳聋患者家庭生育出听力正常的后代？

产前耳聋遗传诊断、植入前遗传学诊断和植入前遗传学筛查、产前诊断，可以帮助耳聋患者家庭生育出听力正常的后代。

（1）产前耳聋遗传诊断：对怀孕前或妊娠期的妇女抽血进行耳聋基因筛查，若筛查未通过（即结果提示为耳聋基因携带者），在经过家属同意后，对其配偶行基因筛查，通过筛查结果判断生育聋儿的风险。

（2）植入前遗传学诊断（preimplantation genetic diagnosis，PGD）和植入前遗传学筛查（preimplantation genetic screening，PGS）：主要针对体外受精中植入前胚胎的遗传学检测。PGD/PGS是对体外受精的胚胎进行活检，采用多种技术进行遗传学诊断，选择正常胚胎进行移植，是辅助生殖技术与分子生物学技术相结合而形成的一种产前诊断技术，可避免再次生育聋儿。

（3）产前诊断：母亲怀孕后根据妊娠期不同阶段采取相应的胎儿组织，妊娠早期（9~12周）羊膜、绒毛膜取样，妊娠中期（16~20周）羊水取样，妊娠晚期（22~37周）脐带血取样，对胎儿行相关耳聋基因的诊断，根据诊断结果进行遗传学生育指导。

182.常见的耳毒性药物有哪些?

常见的耳毒性药物包括：

（1）氨基糖苷类抗生素：链霉素、庆大霉素、卡那霉素、相模霉素、新霉素、妥布霉素、林可霉素等。

（2）非氨基糖苷类抗生素：氯霉素、紫霉素、红霉素、万古霉素、卷曲霉素、春日霉素、利维霉素、巴龙霉素、多黏菌素B等。

（3）水杨酸盐：阿司匹林、非那西汀（丁）、保泰松等。

（4）利尿剂：速尿（呋塞米）、依他尼酸、汞撒利等。

（5）抗肿瘤药物：顺铂、氮芥、博来霉素、甲氨蝶呤等。

（6）中药：乌头碱、重金属盐（汞、铅、砷）等。

（7）其他：奎宁、氯喹、普萘洛尔、肼苯哒嗪、胰岛素、碘酒、氯已定等。

183.药物性聋的预防措施有哪些？

药物性聋的预防措施包括：

（1）医生严格掌握耳毒性药物的适应证，严格掌握剂量和疗程，慎用耳毒性药物，绝不能将这类药物作为预防性用药。

（2）用药前医生向患者说明本药的耳毒症状，特别是在给儿童使用具有可疑耳毒性的药物前应详细询问其家族史。母系亲属中有对某种药物致聋者，其后代绝对禁用该类药物。

（3）用药者必须要定期测量听力，用药时可同时用保护神经的药物（如维生素B）等。

（4）对患有高血压、动脉硬化、糖尿病和肾功能减退的老年人要慎用耳毒性药物，必须使用时也应适当减少药物剂量。

（5）如用药者在用药过程中出现耳鸣、眩晕、听力下降等，应及时停药以免加重耳聋。

（6）在应用利尿药时，应注意补充血容量，以免因尿量过多导致血容量下降及电解质紊乱，从而加重药物的耳毒性。

（7）避免一些不良因素，如噪声、高温，尤其是要保护好婴幼儿和老年人。

184.为什么预防药物性聋要从母亲做起?

药物是否会导致耳聋，与人体的“内耳中毒易感性”有关。也就是说，具有这种“内耳中毒易感性”的人，尽管其应用耳毒性药物的剂量不大、使用时间不长，也有可能发生内耳中毒，导致耳聋。而这种“内耳中毒易感性”是可以通过遗传获得的。抗生素致聋的遗传属于“线粒体遗传”。它的特点是：①具有家族聚集性，即同一家族中可以有两个或多个人发病；②全部为母系遗传，耳聋的男性不会传给女儿，也不会通过未患耳聋的女儿传给外孙。

所以，家族中有耳聋患者的母亲及所生养的子女应禁止使用耳毒性药物。胎儿听神经发育从妊娠第4周开始，直到第7个月完成。这些耳毒性药物均可经过胎盘进入胎儿体内，损害胎儿的听觉系统。有许多先天性聋哑儿实际上并非由遗传原因造成，而是由母亲在怀孕期间使用耳毒性药物引起的。

185.如果不小心使用了耳毒性药物，耳聋发生前的征兆有哪些?

耳聋发生前的征兆包括：

（1）单耳或者双耳出现耳鸣。

（2）以前耳鸣过，现在耳鸣更加恶化或者耳鸣时的鸣叫是以前没有出现过的声音。

（3）耳内发胀或者有压力。

（4）发现听力健全的那只耳朵出现听力损失，或者已经出现听力损失的耳朵损失程度加重或者异常波动。

（5）运动时眩晕感或旋转感加重，并通常伴随着恶心和反胃的感觉。

当患者在接受药物治疗的时候，如果出现了上述症状之中的任何一个，应立刻停止药物治疗并到医院检查。

186.为了预防耳聋，准妈妈该如何做?

为了预防耳聋，准妈妈应该注意以下几个方面：

（1）妊娠期要注意预防感染性疾病的发生，远离以下疾病：风疹、梅毒、流行性感冒及其他严重的细菌感染（如巨细胞病毒感染、疱疹病毒感染）。妊娠毒血症、多尿症、艾滋病等也会不同程度地影响胎儿听觉系统的发育。

（2）远离耳毒性药物。

（3）重视饮食营养，孕妇营养不良会导致胎儿营养不良，进而增加胎儿先天性耳畸形的风险。

（4）音乐胎教时孕妈不要直接将播放器放在肚皮上，最好离肚皮2厘米以上，声音也最好不要超过70分贝，音乐类型以轻音乐为宜。同时，也要注意远离建筑工地、歌舞厅等噪声强度大的场所。

（5）孕期避免接触X线。

（6）注意围产期间的安全。大量的调查资料显示，出生后最终确诊有听力障碍的新生儿大多属于以下这些情况：有永久性听力下降家族史、高胆红素血症、新生儿窒息史、早产儿呼吸窘迫综合征、出生体重低于1 500克、在新生儿重症监护病房住院超过5天、孕期宫内感染（包括巨细胞病毒感染、风疹病毒感染、疱疹病毒感染、梅毒感染、弓形虫感染）、辅助机械通气（呼吸机）超过48小时、颅面畸形（包括耳郭和外耳道畸形等）、病毒性或细菌性脑膜炎。

187.耳聋的预防措施有哪些?

耳聋的预防措施包括：

（1）保持良好的精神状态。积极参加社会活动，保持乐观向上、不急不躁的情绪。

（2）养成良好的饮食习惯。调整饮食结构，多食含锌、铁、钙丰富的食物，切忌长期食用高盐、高脂肪、低纤维类食品，忌暴饮暴食，并要戒除烟酒。

（3）慎用或禁用对听神经有损害的药物。严格掌握药物使用的适应证。氨基糖苷类抗生素为并发耳蜗损害最多的一种耳毒性药物，避免滥用此类抗生素是减少药物性聋的一项重要预防措施。

（4）远离噪声。避免与噪声接触；平时应注意听收音机的时间不宜过长，音量不宜过大。

（5）经常按摩耳部。如按摩耳郭、捏耳，也可以按摩颈后发际两侧凹陷处的风池穴，促进内耳血液循环，起到醒脑聪耳的作用。

（6）积极治疗高血压、高血脂、脑动脉硬化及糖尿病，对防止微循环障碍、延缓老年人听力减退的速度非常重要。

188. 耳聋的治疗措施有哪些？

耳聋的治疗措施包括：

（1）使用药物：对于大部分突发性聋有效。

（2）佩戴助听器：大部分中度聋都能借助助听器来补偿听力。

（3）借助振动声桥和骨桥：对于中、重度传导性和混合型及感音神经性聋，振动声桥和骨桥能够帮助重建听觉。

（4）佩戴人工耳蜗：对于重度、极重度感音神经性聋，人工耳蜗是目前唯一有效的重建听觉的办法。

189. 过度劳累会导致耳聋吗？

过度劳累会导致耳聋。

经常有患者连续加班1个月，每晚基本在凌晨2点之后下班，进而导致听力下降。这并非个例，尤其在考试前、春节前。耳聋患者中还有不少是连续忙上好几个日夜的企业财务人员或者大学生。这都是突发性聋的一种，表现为毫无征兆的突然失聪。在临床诊疗过程中，因疲惫引发的突发性聋占60%~70%。

原来，人耳中的核心器官“耳蜗”只有一根供应血管，人在极度疲惫的状态下，血液会首先保证输送到大脑里，对两侧耳朵的供血量就会有所减少，进而造成耳蜗供血不足，或因血液不足引起痉挛，耳蜗进而因失血造成缺氧，导致耳蜗中的毛细胞坏死。在这种情况下，人体首先会觉得耳鸣，之后就会发现听力明显下降。

190. 儿童接种疫苗是否对听力有影响?

疫苗是通过将病原微生物及其代谢产物经过人工减毒、灭活等方法制成的，是用于预防传染病的免疫制剂。

疫苗中找不到任何可能影响听力的成分，无论是听力正常的儿童还是听力有损失的儿童，都尽可能让他去接种疫苗。

191. 孩子得了腮腺炎好了，为什么听力却完全消失了?

腮腺炎的危害非常大，腮腺炎病毒会侵犯人体多个部位，容易引起睾丸炎、卵巢炎、胰腺炎，以及神经系统的并发症，其中神经系统损伤发病突然且较严重，一旦出现听神经的坏死，那么药物保守治疗的效果将非常有限。但是家长也不用过于灰心，可考虑通过人工耳蜗手术让孩子听到声音。

一旦孩子感染腮腺炎，家长不能任其发展，必须尽快到相关的正规医院接受详细检查及治疗。一方面，控制腮腺炎的继续发展；另一方面，还要对孩子的其他器官进行相关检查，密切关注孩子有没有其他组织或者器官的损伤，做到及时发现、及时治疗。腮腺炎发病1~2周是治疗的黄金期。一旦发现孩子听力出现异常，应及时送医，尽可能避免听力出现不可逆的损害。另外，在腮腺炎发病的同时，孩子可以在医生的指导下注射或服用营养神经的药物，将能起到一定的预防作用。

192. 脑炎、脑膜炎的后遗症有哪些？

病毒性脑炎的后遗症主要有：①失语、语言迟钝、瘫痪、吞咽困难、视神经萎缩、耳聋、癫痫等神经系统损害；②痴呆、记忆力及理解力减退、智力低下、表情淡漠、眼神呆滞、哭笑无常、出现攻击性行为、易激动、兴奋多动等精神状态及认知功能异常；③多汗、流涎等自主神经功能失调。

细菌性脑膜炎严重的后遗症包括意识障碍、双侧听力丧失、运动障碍、癫痫、视力障碍、脑积水；较轻的后遗症包括行为问题、学习困难、单侧听力丧失、肌张力减低、复视。

因此，患者得了脑炎或脑膜炎好了以后，一定要注意自身的听力情况，一旦发现听力下降，要尽早干预治疗。

193. 胎儿期如何预防听力损失？

胎儿期预防听力损失的关键在于母亲。母亲一般不要接受预防注射，腹部不要接受放射性照射；还要预防母亲发生病毒性感染，一旦感染要及时进行治疗；用药时禁用耳毒性药物。

194. 新生儿如何预防听力损失？

新生儿的听力损失预防应在围产期就开始。在这一时期，不仅可能发生器质性听觉中枢神经系统的损害，而且还可发生内耳毛细胞损害。尤其是早产、引产时外伤或产期的各种原因缺氧、新生儿黄疸，均极易引起感音神经性听力损失。因此，对这些疾病进行早期预防和及时治疗是防治新生儿听力损失的重要措施。

195. 幼儿期如何预防听力损失？

因病毒感染导致的听力损失是幼儿时期常见的多发病。幼儿期的听力损失在早期多不易被发现，特别是感染期经常使用氨基糖苷类抗生素进行治疗更容易发生听力损失，所以预防感染、科学用药是重要的防聋措施。另外，定期进行儿童听力筛查对早期发现听力损失至关重要。目前，国内儿童听力筛查的年龄为0~6岁，其中以6月龄、12月龄、24月龄和36月龄为重点年龄。如果发现孩子有拍打、抓耳部等动作，或有耳痒、耳流脓等症状，或对声音反应迟钝、语言发育迟缓等表现，最好尽快带孩子到医院检查听力。耳鸣也可伴随听力下降出现，若孩子说自己耳朵“嗡嗡”响，家长也应予以重视。

196.儿童期分泌性中耳炎如何治疗？

医生可能会根据患儿的病情给一些抗生素、糖皮质激素、抗组胺药、减充血剂等。经过4~6个月的密切随访后，如果患儿中耳腔液体还没有消退，并且出现听力下降，可以考虑做鼓膜置管手术，该手术需要全身麻醉。如果伴有腺样体的炎症，或者由于腺样体肥大而使患儿出现后鼻孔阻塞、睡眠时打鼾或憋气时，需要将腺样体切除，手术以后可以降低分泌性中耳炎复发的概率。如果患儿伴有与分泌性中耳炎无关的听力下降、自闭症、腭裂、语言发育障碍等问题，需要及时进行语言训练，佩戴助听器以改善听力。

197.老年性聋的防治特点是什么？

老年性聋表现为双耳对称性的进行性缓慢听力下降。老年性聋患者首先对门铃声、电话铃声、鸟叫声等高频声响不敏感，然后逐渐对所有声音敏感度都降低。老年性聋往往伴有语言理解能力的明显下降，主要症状是虽然听得见声音，但分辨很困难，理解能力下降。这一症状开始仅出现在特殊环境中，如公共场合、有很多人同时谈话的场合，但症状会逐渐加重，从而引起与他人交谈困难。不同人群的发展速度、发病年龄、起病原因及发病形式亦不相同，具有明显的个体差异。情绪紧张、某些慢性病（如高血压、高血脂、冠心病、糖尿病、肝肾功能不全等）、环境噪声、高脂肪饮食、吸烟酗酒、接触耳毒性药物或化学试剂、病毒感染等，这些因素均会引发或加重老年性聋的发生或发展。

老年性聋患者听力康复及改善听觉交流障碍的主要途径是验配及使用助听器。但由于助听器不能改善因听觉中枢退行性变和认知困难所致的言语识别能力障碍，因此在嘈杂或回声环境中的应用受到一定限制。此外，助听器的本质是声音放大器，会出现明显共振、声反馈现象，佩戴者会出现不适感，因此对于重度、极重度耳聋患者并不适用。人工耳蜗在国外已成为老年性聋常规的治疗方法。许多学者在对老年性聋患者接受人工耳蜗植入手术后的情况进行评估后发现，患者手术后的语言交流能力有明显改善，生活质量明显提高，听力及言语识别率检测结果均有明显好转。

198. 噪声性聋的预防措施有哪些？

噪声性聋的预防措施包括：

（1）加强防护。若发现听力下降，要及时到医院治疗并脱离噪声源。

（2）宣传教育。认识到噪声性聋的危害和发生的原因，同时掌握控制噪声和预防噪声性聋的方法。

（3）采用各种隔音防振、吸音的措施，做好个人防护。平时尽量远离强噪声，如必须接触，应当使用护耳器、抗噪声头盔等专业防护用具。没有专业防护用具时，在外耳道内塞入棉花亦能起到一定的保护作用。

（4）减少噪声接触时间。若每日不得不在噪声环境中持续工作时，中间要有短暂休息，以降低噪声对听力的损害。

（5）药物防治。目前预防和治疗噪声性聋的药物种类主要有改善微循环药物、皮质类固醇、促进神经营养代谢的药物等；另外也可采用高压氧治疗，改善内耳供氧，也有利于耳蜗功能的恢复。

199.佩戴耳机时应注意什么？

经常使用耳机可能会损伤人的听力。按照美国国家职业安全卫生研究所（National Institute for Occupational Safety and Health，NIOSH）标准，如果连续听97dBA（dB为分贝，dBA是针对人耳分辨声音的特点对dB做的进一步的修正）的声音30分钟，就可以达到听力损失的危险标准；如果连续听112dBA的声音1分钟，就会损伤听力。MP3的音量可高达115分贝，即使音量未开到最大，收听摇滚乐时也达95分贝，收听迪斯科音乐时在110分贝以上。很多耳机是入耳式设计的，使用不当或者是音量太大都可以对耳膜造成直接的伤害。

建议大家少用耳机，如果使用也应注意控制音量，最好保持在40~60分贝（相当于一般谈话声或略小），以感觉舒适悦耳为宜。在嘈杂的环境里最好不要使用耳机听音乐，如果听最好佩戴降噪耳机，连续收听时间不宜超过半小时。别在睡觉的时候使用耳机听音乐，否则耳塞夹在枕头和耳朵之间，会对耳道耳膜造成伤害；如果听着听着睡着了，耳朵处于休眠状态时，所受的损害会更加明显。不要长时间连续收听，成人每天使用耳机不超过3小时，并以间歇收听为宜，最好每半小时就让耳朵休息一会儿。

200. 过年放鞭炮也能震聋耳朵吗？

过年时燃放烟花爆竹是我们中国人几千年的传统习俗，也是“年味”不可缺少的成分。大家喜欢鞭炮燃爆时发出的热闹声响和五彩焰火，但是它同时也会产生强大的冲击波，这种强大的声波能量首先会对人体的耳膜造成冲击，严重时会造成耳膜穿孔，还可能通过听小骨的传导将能量传至内耳导致损伤。这就是为什么有些朋友放完鞭炮后耳朵会持续好几天“嗡嗡”作响，甚至伴有耳痛和声音听不清楚的现象。医学上将这种因巨大声响冲击波造成的耳损伤称作爆震性聋。损伤较轻的，症状可以慢慢恢复，而严重的爆震性聋会导致永久的失聪。一般情况下，放鞭炮的数量越多、时间越集中、声响越大，造成耳聋的概率越大，听力的损伤程度也越严重。个别敏感的人，即使偶尔放一次或在近处听他人放一次鞭炮也会引起耳聋。

201. 突发性聋的病因及治疗方法是什么？

突发性聋是72小时内突然发生的、原因不明的感音神经性听力损失，至少在相邻的两个频率听力下降≥20 dB HL（dB是分贝，HL是hearing level，听力级。该单位指的是纯音测试时人耳能听到声音的最小刺激量）。发病前常有生气、忧郁、悲伤等情绪刺激反应，发病时可伴有耳聋、耳鸣、眩晕症状，听力损害多为单侧，双侧同时发生比较少见。

突发性聋的病因不明，很多致病因素都可能导致突发性聋，目前获得广泛认可的主要有病毒感染学说、循环障碍学说、自身免疫学说及膜迷路破裂学说等。

治疗突发性聋目前多采用综合治疗的方法，有效率在70%左右。开始治疗的时间与治疗效果有一定的关系，应该在发病后7~10天内尽早治疗。治疗越早，效果越好。突发性聋的患者一般会出现焦虑、脾气暴躁、情绪波动大，甚至出现睡眠障碍，这时患者应放松心情、注意休息、保证睡眠。突发性聋还与天气变冷时血管痉挛收缩，内耳供血不足有一定的关系，因此患者要注意保暖，尤其是头面部的保暖。

目前突发性聋的患者逐渐年轻化，这与年轻人工作学习压力过大、过分熬夜、过度劳累等不规律生活有一定的关系，因此年轻人应该在工作学习之余适当放松、注意休息。

202.突发性聋患者为什么要做脑部磁共振成像检查?

当患者刚开始患上突发性聋时，可能只是以耳鸣为表现，或者出现耳朵闷胀感及感觉到声音遥远，多数人一开始不在意，结果在1~3天内听力损失便可达到最高峰。部分患者还会出现眩晕，严重者出现恶心、呕吐，耳聋程度常与眩晕轻重呈正相关。突发性聋的高发年龄为30~50岁，嘈杂的噪声、熬夜、思想负担重、精神压力大和不良生活行为习惯等是造成中青年人群突发性聋的重要诱因。1/3患者的听力在1~2周内可逐渐恢复，如1个月后听力仍不恢复，多将成为永久性感音性聋。

导致突发性聋的原因除了病毒感染、循环障碍、自身免疫问题及膜迷路破裂外，脑部肿瘤、中枢脑部的缺血梗死病变也有可能导致突然性的听力下降，因此突发性聋患者要做脑部磁共振成像（MRI）检查。

203.什么是自身免疫性感音神经性聋？

内耳并非免疫的豁免器官，内耳组织对特异性抗原起反应或自身免疫疾病并发内耳功能的改变叫自身免疫性内耳病，其引起的感音神经性听力损失叫自身免疫性感音神经性聋。临床不常见，自身免疫性感音神经性聋的主要特征是双侧的、波动性的、迅速进展的、不对称的感音神经性听力下降，有明显的前庭功能改变。

204.什么是听神经病？

听神经病是不明原因的由听神经病变引起的具有特殊临床表现与听力学特征的感音神经性听力损失。

（1）听神经病的病变特点：听力损失以低频为主，有明显的言语听力障碍，言语识别率不成比例地明显低于纯音听阈，ABR均未引出或严重异常。患者群体中女性多于男性。听神经病多在青少年时期发病。极少数患者有噪声性接触史和外伤史，有家族史；听力下降多为双侧同时或短时间内相继发生；患者口述双耳听不清说话声，有语言交流的困难，少数伴有耳鸣。

（2）听神经病的听力学检查特点：①纯音听力图显示其是以低频损失为主的感音神经性听力损失，听力下降具有对称性，并呈渐进性加重的趋势；②患者有严重的语言听力障碍，表现为语言接收阈升高，与纯音听阈不成比例，言语辨别率明显下降；③耳声发射可以引出，但听性脑干诱发电位消失或明显异常；④双耳鼓压导抗图多为“A”型曲线，镫骨肌声反射阈值升高或引不出，无响度重振现象。

（3）听神经病的治疗：①药物治疗，如可改善微循环、营养神经、代谢支持等药物；②佩戴助听器；③做人工耳蜗手术；④进行耳聋遗传基因筛查。

205. 听神经病患者植入人工耳蜗的效果如何？

听神经病患者的病变部位有多种可能，可以分为三种：①位于内毛细胞，或者内毛细胞与传入神经末梢之间的突触，②听神经干病变；③神经元缺失，听神经（耳蜗神经）或后通路的病变。

目前国内对于听神经病的干预手段尚存在争议，主流意见认为听神经病患者可通过佩戴助听器或人工耳蜗来补偿听力。支持者认为患者佩戴助听器后，言语识别能力明显改善，与蜗性听力损失患者的助听效果没有显著差异；反对者认为佩戴助听器不但不能改善其言语识别能力，反而会因为声音被过度放大而导致本来正常的毛细胞功能受损。虽然传统助听器对听神经病患者有一定的听力改善效果，但不能解决其言语识别方面的障碍，并且个体差异度较大。

听神经病患者的人工耳蜗植入一直是备受关注的话题，不少患者在植入人工耳蜗后的言语识别能力有明显提升，但也有很多的效果不佳。从病变部位分析，如果病变部位位于内毛细胞，或者内毛细胞与传入神经末梢之间的突触，那么植入电极产生的电刺激可以绕过病变直接刺激螺旋神经节细胞，从而使患者获得听力。如果病变部位在听神经干，则由于人工耳蜗电刺激可以产生更好的同步性电信号，能够改善或者部分改善听神经失同步化的问题。如果病变机制为神经元缺失，听神经（耳蜗神经）或后通路的病变，则植入人工耳蜗的效果不佳。

由于听神经病的定位诊断尚不明确，人工耳蜗的预期效果仍然存在很大的不确定性，因此听神经病患者对人工耳蜗植入效果的期望应谨慎。

206.感音神经性聋能治愈吗?

感音神经性聋是指内耳及其听神经受到影响导致的听力损失，这种耳聋不能将声波变为神经信号，或因神经及其中枢途径发生障碍而不能将神经信号传入大脑，常见的听力疾病有老年性听力损失、梅尼埃病、药物性聋、噪声性聋、听神经瘤等。

一般来讲，无论哪种原因致聋，最终结果都是给耳蜗带来了永久性的损坏，产生不可逆转的听力损失，也就是说不能通过药物治疗。从临床上看，感音神经性聋是不能通过药物或手术来恢复听力的，这已经得到了多年来大量的基础和临床研究及其试验的充分证实。很多患者可能无法接受这样的回答，觉得自己像得了绝症一样，其实不必过于灰心，感音神经性聋是可以康复治疗的，如通过佩戴助听器或植入人工耳蜗，患者仍然能建立和其他人交流的能力，能和听力正常的人一样在社会中生活和工作。

目前市场上有一些广告疯狂地介绍治疗耳聋的“灵丹妙药”和“祖传秘方”，对患者进行负面宣传和误导，其实都是不可信的。这些虚假宣传只会耽误耳聋患者的康复，特别是儿童，可能会耽误了其宝贵的治疗时机。

207.如何做到耳聋的早发现?

当出现以下任何一种情况时，患者及其家属应重视并及时就诊。

（1）新生儿听力筛查未通过。如新生儿未通过听力筛查，出生后42天需要复筛，如复筛仍未通过，在新生儿2~3个月时需要做诊断性检查，以明确耳聋的性质和程度。

（2）新生儿如果有早产、出生时窒息、遗传性聋家族史、黄疸，就可能是听力障碍的高危人群，家长和医生需密切注意听力变化。

（3）如果孩子对外界声音无反应或反应差，家长应考虑其有听力障碍的可能（听力正常的需排除小儿自闭症）；如果孩子能听见说话声，但无法理解和听懂内容（言语识别率差），也可能有听力障碍问题，如听神经病等。

（4）如果孩子到了1岁或以上年龄仍不会说话，甚至是到了会说话的年龄，排除构音结构的问题，只会说简单的词而不能成句，发音不准或含糊不清，就可能有听力障碍。

（5）感音神经性聋患者和正常听力的人相比，说话声音明显大。因为正常人说话时对音调、音色和声强的调整是建立在能清楚听到自己声音的基础上，而听障人士本身听不到或听不清自己发音，无法调整音调、音色和声强，所以会产生大声说话或说话含糊不清的情况。

（6）听力筛查正常，后天出现听力和语言功能下降的，可能有听力障碍。迟发性聋患者（如部分发病较迟的大前庭导水管综合征患者）、后天因耳聋因素（如遗传因素、噪声、耳毒性药物、病毒或细菌感染、肿瘤、头部外伤等）导致耳聋的患者就属于这一情况。

主要参考文献

［1］姜泗长，顾瑞. 临床听力学［M］. 北京：北京医科大学中国协和医科大学联合出版社，1999.

［2］韩德民，许时昂. 听力学基础与临床［M］. 北京：科学技术文献出版社，2004.

［3］张华. 助听器［M］. 北京：人民卫生出版社，2004.

［4］武汉医学院.耳鼻咽喉科学［M］. 北京：人民卫生出版社，1978.

［5］李绍珠，周兢，郭熙. 聋儿早期康复教育——理论与方法［M］. 南京：南京大学出版社出版，1993.

［6］章句才. 听力测定与助听器验配［M］. 北京：中国计量出版社，1988.

［7］全国电声学标准化技术委员会. 电声学 助听器 第0部分：电声特性的测量：GB/T 25102.100—2010［S］. 北京：中国标准出版社，2011：4.